DE LA

PROSTATECTOMIE PÉRINÉALE

(ÉTUDE SUR 25 CAS PERSONNELS)

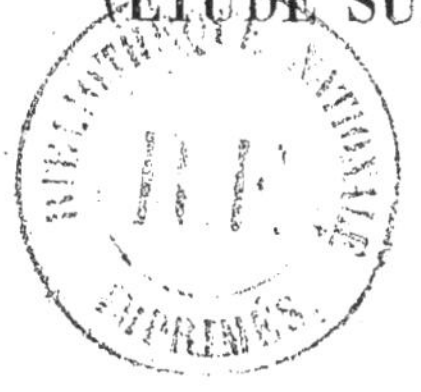

PAR

Le Dr Gabriel FAŸSSE
Ex-Interne suppléant des Hôpitaux de Lyon,
Interne de l'Hôpital Saint-Joseph.

LYON
A. REY & Cie, IMPRIMEURS-ÉDITEURS DE L'UNIVERSITÉ
4, RUE GENTIL, 4

1904

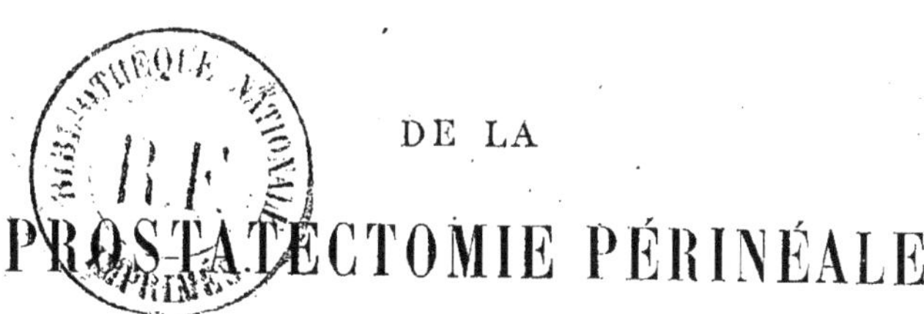

DE LA

PROSTATECTOMIE PÉRINÉALE

(ÉTUDE SUR 25 CAS PERSONNELS)

DE LA

PROSTATECTOMIE PÉRINÉALE

(ÉTUDE SUR 25 CAS PERSONNELS)

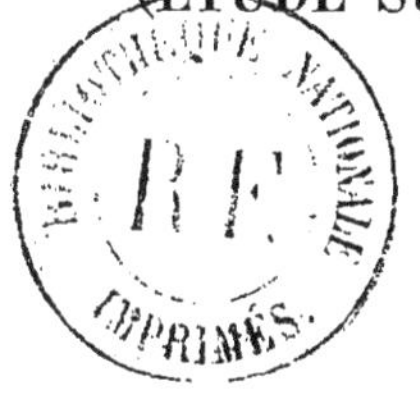

PAR

Le Dr Gabriel FAŸSSE
Ex-Interne suppléant des Hôpitaux de Lyon,
Interne de l'Hôpital Saint-Joseph.

LYON
A. REY & Cie, IMPRIMEURS-ÉDITEURS DE L'UNIVERSITE
4, RUE GENTIL, 4

1904

AVANT-PROPOS

Que tous ceux qui, depuis le début de mes études, m'ont témoigné quelque intérêt, reçoivent ici l'expression de ma gratitude. Ce sont d'abord mes chefs de service pendant mon externat : M. le professeur agrégé Vincent, chirurgien-major de la Charité, M. le professeur Poncet, M. le Dr Josserand, médecin des hôpitaux, M. le professeur Aug. Pollosson, chirurgien-major de la Charité et M. le professeur agrégé Villard, chirurgien des hôpitaux, et pendant mon internat provisoire : M. le Dr Albertin, chirurgien des hôpitaux, M. le professeur agrégé Rollet, chirurgien des hôpitaux, M. le professeur Poncet, M. le professeur agrégé Tixier, chirurgien des hôpitaux.

Qu'il me soit permis maintenant d'adresser mes remerciements bien sincères à mes maîtres de l'hôpital Saint-Joseph. Je garderai le plus agréable souvenir du temps passé sous la direction de M. le Dr Clément, médecin en chef et de M. le Dr Chabalier, médecin adjoint. Je n'oublierai jamais la bienveillance que m'ont toujours témoignée M. le Dr Goullioud, chirur-

gien en chef et M. le Dr Rafin, chirurgien adjoint. Tous deux furent pour moi des maîtres pleins de bonté.

Je prie M. Rafin d'agréer l'hommage de ma vive reconnaissance pour les conseils qu'il n'a cessé de me prodiguer pendant l'élaboration de ce travail.

M. le professeur M. Pollosson veut bien accepter la présidence de ma thèse. Je le remercie de cet honneur qu'il me fait.

C'est à mon père et à ma mère que je dédie ce travail, comme témoignage de ma vive affection et de ma filiale reconnaissance.

DE LA

PROSTATECTOMIE PÉRINÉALE

(ÉTUDE SUR 25 CAS PERSONNELS)

INTRODUCTION

L'idée de s'attaquer à l'hypertrophie elle-même pour faire disparaître totalement ou en partie l'obstacle prostatique est de date relativement récente. Après quelques timides essais, nous voyons les opérations et les publications abonder. Pour aborder la prostate, deux voies se présentent au chirurgien : la voie sus-pubienne et la voie périnéale.

La prostatectomie sus-pubienne est née avec les travaux de Dittel[1], de Trendelenburg[2], de Belfield[3]. A la même époque, Mac Gill[4], en Angleterre, en publie trois cas, et en France, paraît l'importante thèse de Vignard[5], inspirée par Guyon. Puis la question semble tomber dans l'oubli et il faut arriver à ces dernières

[1] Dittel, *Wiener klin. Wochenschr.*, juillet 1895.
[2] Trendelenburg, *Beitr. zur klin. Chir.*, 1891.
[3] Belfield, *N.-Y. med. Record*, août 1886.
[4] Mac Gill, *British med. Journal*, novembre 1887.
[5] Vignard, thèse de Paris, 1890.

années, pour voir Desnos, soit au Congrès de chirurgie de 1895, soit dans la thèse de son élève Prédal[1], se faire le champion de la prostatectomie sus-pubienne. Mais, déjà, la voie périnéale a ses partisans. En 1892, en effet, Nicoll[2], en Angleterre, décrit la technique qui porte son nom *extirpation sous-capsulaire* avec cystostomie sus-pubienne combinée. En Amérique, Goodfellow[3] en 1891, Alexander[4] en 1896, préconisent la voie basse avec drainage cysto-périnéal. En France, enfin, depuis le travail de Baudet[5], la question est à l'ordre du jour. Les travaux se multiplient. Les recherches cadavériques de Gosset et Proust[6], servent de base à une technique précise, que Proust[7] expose dans sa thèse en 1900.

La même année, Jaboulay[8] propose la voie transréno-rectale et l'année suivante, Albarran[9] apporte au Congrès d'urologie, le résultat de ses 14 prostatectomies périnéales. A la même époque, paraissent les observations d'Adenot[10] et de Roux[11] (de Brignolles), et Proust[12], dans une série de communications soit à

[1] Prédal, thèse de Paris, 1898.

[2] Nicoll, *the Lancet*, 4 avril 1894.

[3] Goodfellow, communication à l'Académie de médecine de Californie, 1891.

[4] Alexander, *Med. Record*, 1896.

[5] Baudet, *Gaz. hebd. de méd. et de chirurgie*, 6 août 1899.

[6] Gosset et Proust. *Ann. des mal. des organes gén.-ur.*, 1900.

[7] Proust, thèse de Paris. 1900.

[8] Jaboulay, Lyon méd., 1900.

[9] Albarran, Association française d'urologie, 5e session, 1901.

[10] Adenot, *Bull. de la Soc. de chir. de Paris*, 1901.

[11] Roux (de Brignolles), *Bull de la Soc. de chir. de Paris*, 1901.

[12] Proust, Communications diverses (voir l'index bibliographique).

la Société anatomique, soit à la Société de chirurgie, soit au Congrès d'urologie, poursuit ses études sur la prostatectomie périnéale.

A Lyon, Rochet[1], en 1901, présente une importante statistique de 21 cas.

Enfin, à la dernière session de l'Association d'urologie, de nombreux chirurgiens exposent les résultats de leur pratique : Dorst (13 cas), Loumeau (8 cas), Reynès (4 cas), Hérescio (22 cas), Rafin (20 cas), Pauchet (21 cas), Legueu (9 cas), Albarran (57 cas).

La prostatectomie périnéale, on le voit, a conquis droit de cité, et la voie sus-pubienne semble abandonnée, en France tout au moins. Cependant, au dernier Congrès d'urologie, dont nous venons de parler, Proust signale l'intérêt de la méthode transvésicale, dont les chirurgiens anglais Freyer et Harrisson se sont faits les défenseurs.

Pour nous, nous ne voulons pas discuter sur la valeur respective de la prostatectomie sus-pubienne et de la prostatectomie périnéale. Nous voulons simplement apporter notre contribution personnelle à l'étude de la prostatectomie par la voie basse, et montrer que cette opération est sans gravité et donne de brillants résultats.

Depuis un an, M. Rafin a pratiqué vingt-six fois la prostatectomie sur vingt-cinq malades. Nous avons aidé notre maître dans la plupart de ses interventions et nous avons suivi d'une manière spéciale ses opérés, heure par heure en quelque sorte, pendant qu'ils étaient dans le

[1] Rochet, *Société de chir. de Lyon*, 30 avril 1903.

service. Depuis qu'ils ont quitté l'hôpital, nous les avons revus presque tous ; ceux qui, par suite de la distance, n'ont pu venir nous trouver, nous ont donné régulièrement, soit eux, soit leur médecin, des détails précis sur leur état. Aussi, avons-nous pu noter scrupuleusement les résultats cliniques et opératoires et ces résultats, pour nos premiers opérés, sont assez éloignés, pour qu'on puisse se faire une opinion définitive sur la valeur de la prostatectomie.

CHAPITRE PREMIER

OBSERVATIONS DES MALADES OPÉRÉS PAR M. RAFIN

Comment présenter ces observations? Faut-il les laisser dans leur ordre chronologique? Faut-il adopter une autre classification? C'est à ce second parti que nous nous sommes arrêté. Il nous a semblé préférable, en effet, de réunir en un même groupe les observations qui ont entre elles des points de ressemblance. On aura ainsi des idées nettes sur les résultats que donne l'intervention dans telle et telle condition et par conséquent sur les indications de cette intervention.

Il ne faut pas exagérer, du reste, l'importance de la classification, la prostatectomie pouvant donner d'excellents résultats dans tous les cas, aussi bien dans les cas avec distension que dans les cas sans distension, aussi bien dans les hypertrophies totales que dans les hypertrophies partielles. La meilleure classification, à notre point de vue, serait celle qui distinguerait les aseptiques, les infectés vésicaux et les infectés rénaux et généraux. Mais il est très souvent difficile, en clinique, de diagnostiquer ces différences. Peut-on affirmer, par exemple, que tel prostatique dont la vessie paraît seule infectée, n'a pas également ses reins touchés à un degré quelconque? Aussi, nous a-t-il paru plus sage de nous en tenir simplement à une classification basée sur la rétention : nous avons adopté cette classification, parce que, au début, nous avons cherché à savoir si la prostatectomie était réellement efficace, c'est-à-dire si elle supprimait la rétention, symptôme fondamental de la maladie. Nous n'avons fait que suivre, en somme, à peu de chose près, l'exemple de Petit[1].

Nos observations ont donc été classées ainsi qu'il suit :

1er Groupe. — *Rétentions récentes avec symptômes dysuriques antérieurs.*

2e Groupe. — *Rétentions complètes chroniques.*

3e Groupe. — *Rétentions incomplètes chroniques.*

[1] Petit, *De la prostatectomie périnéale dans l'hypertrophie simple de la prostate. Technique opératoire et résultats cliniques.* (Th. de Paris, 1902.)

Premier groupe. — **Rétentions récentes avec symptômes dysuriques antérieurs.**

OBSERVATION I (12e et 12e *bis* prostatectomie) (1)

Diagnostic et résumé : *Hypertrophie de la prostate. — Premiers troubles urinaires remontant à 1872. — Deux hématuries. — Rétention incomplète sans distension. — Urine limpide. — Première prostatectomie le 11 avril 1903. — Amélioration passagère, puis de nouveau rétention incomplète. — Deuxième prostatectomie le 22 août 1903, quatre mois et demi après la première. — Cicatrisation lente de la plaie. — Incontinence d'urine. — Cachexie progressive. — L'examen histologique conclut à la nature cancéreuse de la lésion prostatique.*

M.-D..., Louis, soixante-seize ans, gendarme en retraite à Lyon, rentre, le 8 avril 1903, salle Saint-Pierre, n° 15, pour hypertrophie de la prostate.

C'est un solide vieillard, qui a toujours joui d'une excellente santé. Il n'a pas d'antécédents spéciaux, il n'a eu ni blennorragie, ni syphilis, jamais de colique néphrétique, jamais de gravier dans les urines.

La maladie a débuté en 1872, par des mictions fréquentes et difficiles ; il urinait deux à trois fois la nuit et toutes les deux heures le jour. En 1901, cet état s'aggrava et, au mois d'octobre de la même année, il alla voir M. Rafin. Il urinait,

[1] La classification mise entre parenthèses, indique l'ordre chronologique des opérations.

à cette époque, quatre à sept fois la nuit et toutes les heures le jour ; les mictions étaient impérieuses et s'accompagnaient d'une sensation de brûlure dans le canal. Les urines étaient limpides, sans sucre ni albumine. Le malade fut sondé avec une Nélaton n° 16 et l'on retira un résidu de 300 grammes.

Il fut revu au mois de février 1902 ; il avait eu plusieurs hématuries et avait un résidu de 120 grammes.

Au mois d'août de la même année, ce résidu atteignait 300 grammes. L'urine était trouble. Quelques lavages l'éclaircirent et le malade ne vint se montrer qu'en février 1903.

Au mois de février 1903, aggravation notable de l'état du malade. Le nombre des mictions augmente ; quatre la nuit, toutes les deux heures ou toutes les heures et demie le jour ; ces mictions sont difficiles et s'accompagnent d'une sensation de cuisson dans le canal. Une Nélaton, les béquilles n°s 16 et 20 ne peuvent passer. L'état général reste bon, l'appétit est conservé, mais il y a une constipation opiniâtre, malgré les lavements et l'huile de ricin prise tous les matins par cuillerées.

Enfin, au mois d'avril, M. Rafin fait rentrer le malade à l'hôpital, pour lui faire une prostatectomie. Voici son état au moment de son entrée :

Mictions : Quatre fois la nuit, toutes les heures le jour. L'émission atteint 75 grammes au maximum. Sensation de cuisson dans le canal.

Urines : Premier verre, légèrement louche au fond.

Deuxième verre, limpide.

Ni sucre, ni albumine.

Urètre : Une Nélaton ne passe pas. Une béquille n° 16 passe. Dans un examen antérieur, une boule 22 n'a donné aucune sensation de rétrécissement.

Vessie : Légèrement distendue.

Résidu, 450 grammes, et la vessie n'est pas vidée à fond.

L'examen cystoscopique, pratiqué en février 1902, à l'occasion d'une hématurie, a montré qu'il n'y avait pas de tumeur dans la vessie, ni de calcul. Mais on apercevait des lobes prostatiques très saillants. La région du trigone a été vue avec difficulté, à cause du sang.

Prostate : Est très grosse ; on atteint cependant le bord supérieur. On sent, en outre, de petites bosselures très dures, donnant nettement l'impression de fibromes.

Reins : Ne sont pas sentis. Cet examen est difficile, tant à cause de l'obésité que de la défense musculaire du malade.

Testicules : Rien de particulier.

Etat général : Excellent, bon appétit, bonne langue, mais constipation habituelle. Le malade tousse un peu. A l'auscultation, respiration emphysémateuse des deux côtés. Rien au cœur.

10 avril. — Depuis son entrée, le malade est sondé régulièrement trois fois par jour, avec une sonde à béquille n° 16. Les résidus montent de 300 à 350 grammes. Les urines sont limpides, sans sucre ni albumine.

La capacité vésicale atteint 330 grammes.

11 avril. — *Opération par* M. Rafin. *Prostatectomie périnéale.* Anesthésie au Billroth, sans incident. Lavage de la vessie et introduction d'une sonde évacuatrice n° 22. Le malade est ensuite placé dans la position ordinaire. Incision bi-ischiatique. Dissection du tissu cellulaire sous-cutané et section du raphé ano-bulbaire au ras du bulbe. On avance prudemment, à petits coups de ciseaux, en contournant le bulbe, vers l'urètre membraneux. On aperçoit alors le muscle recto-urétral, que l'on incise, et l'on pénètre bientôt assez facilement dans l'espace décollable. L'index sépare le rectum de la prostate, qui apparaît nettement ; elle est de consistance très dure.

Incision de la capsule sur la ligne médiane et décortication assez facile. L'urètre est ensuite fendu sur une petite longueur. Le lobe droit est extirpé par morcellement, de même pour le lobe gauche. A ce moment, le doigt, introduit dans la vessie, sent du côté droit deux petites saillies grosses comme des pois, et une autre plus importante à gauche. Cette dernière est enlevée sans pénétrer dans la vessie et, après son ablation, il persiste encore une saillie, mais plus souple, et semblant être constituée uniquement par la muqueuse.

L'extirpation de la prostate n'est pas complète ; il reste encore, en effet, sur toute la partie postérieure de la vessie, une épaisseur de glande de 2 centimètres de hauteur, et qu'on ne peut enlever, en raison de l'énorme profondeur. On la décape, cependant, de façon à l'amincir le plus possible.

Restauration de l'urètre, après introduction d'une béquille n° 22. Le canal est bien reconstitué par quatre points de suture, mais il est très mince du côté droit. Il ne reste que la muqueuse à cet endroit, et même, en un point, il y a une perforation très minime.

L'hémorragie a été assez abondante pendant toute l'opération et a nécessité, en terminant, le tamponnement de la plaie avec trois mèches de gaze imbibées de ferripyrine. Dans le cours de l'opération, le rectum a été vérifié plusieurs fois ; il est absolument intact.

La prostate enlevée est remarquablement dure ; elle a un aspect nettement fibromateux. Elle pèse 48 grammes.

Suites opératoires simples. Pas d'hémorragie, pas de choc. La sonde fonctionne bien ; elle donne issue à de l'urine sanglante, mais qui s'éclaircit rapidement sous l'influence des lavages.

On enlève les mèches le second jour, et la sonde le 30 avril, c'est-à-dire le dix-neuvième jour après l'opération. Le malade va bien : il a eu une escarre fessière superficielle, qui s'est rapidement cicatrisée. Il a eu également, le 27, un léger mouvement fébrile (38°5 dans l'aisselle) qui paraissait dû uniquement à la coprostase ; on ne trouvait rien, en effet, qui pût justifier cette température, ni complication pulmonaire ou rénale, ni orchite, ni abcès périnéal. Après curage du rectum, la température est revenue à la normale.

1er mai. — Dans l'après-midi d'hier, le malade a uriné trois fois, et trois fois la nuit dernière. La miction est facile, sans effort ; le jet est plein, mais les urines sont très sales. Ce soir, le cathétérisme, pratiqué facilement avec une béquille n° 22, amène un résidu de 120 grammes. Lavage boriqué et nitraté.

7 mai.— Etat stationnaire; le malade est sondé et lavé deux fois par jour ; les résidus varient entre 100 et 170 grammes. Les urines sont sensiblement plus propres.

9 mai. — Le malade quitte le service aujourd'hui. Il urine trois fois la nuit et toutes les trois heures le jour. Les résidus n'ont pas changé, les urines sont très améliorées. Pas d'incontinence. L'état général est excellent. La langue est saburrale, mais humide, et l'appétit est bien revenu. Les selles commencent à se régulariser. La plaie périnéale est à peu près complètement cicatrisée. Pendant le mois de mai, le malade est venu se faire sonder et laver trois fois par semaine. Il y a une légère amélioration du côté des résidus; ils oscillent, en effet, entre 60 et 150 grammes. Les urines sont presque claires. La miction est facile, se fait trois à quatre fois la nuit, toutes les deux ou trois heures le jour. Pas d'incontinence.

Pendant le mois de juin, les résidus tombent à 55-60 grammes, les urines sont claires, l'état général parfait. La constipation a totalement disparu.

Cet état, en somme satisfaisant, se maintient pendant tout le mois de juillet. Mais, au mois d'août, plusieurs symptômes inquiétants font leur réapparition. Les mictions redeviennent fréquentes : quatre à sept la nuit, toutes les heures, puis toutes les demi-heures ou trois quarts d'heure le jour. En même temps, les résidus remontent à 125-150 grammes. L'urine est un peu trouble. Les mictions sont pénibles, lentes et s'accompagnent de douleurs dans le canal. Enfin, le cathétérisme devient difficile : une béquille 16 et une Nélaton 18 ne passent plus ; il faut employer une Nélaton n° 12. Le toucher rectal révèle la présence d'une grosse masse dure au niveau de la prostate. En raison de cet état de choses et de l'ablation incomplète de la prostate lors de la première opération, une nouvelle intervention est décidée.

22 août. — Opération par M. Rafin. Seconde prostatectomie périnéale. — Lavage de la vessie et introduction d'une sonde métallique n° 24. Incision en avant et au ras de la première incision. On trouve du tissu fibreux, mais en quantité peu considérable. En passant au-dessous du bulbe, qui semble profond, on le blesse d'un coup de ciseaux, mais d'une façon sans importance. En arrière du bulbe, le tissu fibreux est dur et épais et, en décollant l'urètre membraneux, ce dernier est largement ouvert et la sonde mise à nu, puis le doigt arrive sur la prostate, qui est décollée à droite et à gauche. Cette manœuvre se fait avec beaucoup de difficultés, car la glande est entourée par un tissu très dur, fibreux, et surtout parce qu'elle est très profondément située. On ne peut absolument pas atteindre le bord supérieur ; le malade, du reste, est gros, et ses ischions sont rapprochés l'un de l'autre. En arrière, on aperçoit le rectum, recouvert comme par une lame aponévrotique, fibreuse, cicatricielle, parcheminée. Le doigt, introduit par l'urètre prostatique, pénètre dans la vessie, il est littéralement serré comme dans un étau par les deux lobes prostatiques. Il y a de petites saillies intra-vésicales ,lobulées, mais non pédiculées. Y a-t-il eu reproduction du tissu prostatique ? On serait tenté de le croire.

Ce tissu est incisé, à droite, au ras de l'urètre, mais il est d'une dureté exceptionnelle. On ne peut décoller en haut et profondément, soit en raison de la dureté, soit en raison de la profondeur. On extrait tout ce que l'on peut, mais par fragments. Il est procédé de même à gauche ; on enlève, notamment, un fragment gros comme une noix. On s'efforce enfin d'extraire le lobe moyen. Toutes ces manœuvres présentent une difficulté exceptionnelle. Aussi, l'extirpation n'est-elle pas complète. Toute la paroi inférieure de l'urètre a été enlevée, sauf la portion juxta-vésicale, et le doigt pénètre largement et sans être serré dans la vessie. Pas de suture urétrale. Gros drain périnéal. L'hémorragie a été importante et l'on a dû injecter du sérum.

Les débris prostatiques enlevés pèsent 77 grammes.

Suites opératoires. — Pas de choc, pas de vomissements, mais état nauséeux. L'urine sort surtout par la plaie et non par le drain.

24 août. — L'état nauséeux persiste. Purgation. Le malade arrache son tube en se déplaçant.

Fin octobre. — La plaie périnéale semble cicatrisée. Dans ce dernier mois, tantôt il ne passait pas d'urine par le périnée, tantôt il en passait.

Incontinence d'urine.

15 novembre. — L'incontinence persiste. Le cathétérisme ne ramène que quelques gouttes d'urine purulente.

Etat général passable, plutôt médiocre.

16 décembre. — L'incontinence est toujours complète. L'urine passe tantôt par la plaie, tantôt par l'urètre.

Le malade a beaucoup maigri. Catarrhe et emphysème très accentués.

Au mois de janvier 1904, il rentre de nouveau à l'hôpital. La plaie périnéale est depuis quelques jours complètement étanche ; mais l'incontinence persiste. Cependant, par moments, il ressent le besoin d'uriner.

Les urines sont très sales, d'odeur fétide, ammoniacale. Pas de résidu. L'état général a beaucoup baissé, de même que l'état mental. Le malade est sondé et lavé trois fois par jour. Le cathétérisme reste facile.

OBSERVATION II (13e prostatectomie)

DIAGNOSTIC ET RÉSUMÉ : *Hypertrophie de la prostate. — Symptômes dysuriques remontant à 1892. — Rétention récente, datant de cinq jours, complète et sans distension. — Urines légèrement louches, avec un disque d'albumine. — Prostatectomie périnéale. — Guérison, pas de résidu en mai. — Sept mois après, 60 grammes. — Urines limpides.*

V..., Antoine, cinquante-neuf ans, cultivateur à Saint-Germain-au-Mont-d'Or, rentre salle Saint-Louis, chambre n° 6, le 16 avril 1903, pour rétention d'urine complète.

Il a toujours eu une bonne santé : obésité marquée. Il a eu, cependant, de nombreuses bronchites et, en outre, c'est un alcoolique avéré. Il n'a pas d'antécédents spéciaux : ni blennorragie, ni syphilis, ni colique néphrétique.

Il y a dix ans environ, en 1892, que les troubles urinaires ont fait leur apparition. Ils étaient, du reste, très peu accentués, caractérisés uniquement par une augmentation du nombre des mictions nocturnes (une à trois). Ces mictions étaient, en outre, retardées et un peu difficiles. Jamais d'hématurie. Depuis le mois d'octobre 1902, ces troubles ont augmenté. Le malade fut obligé de se lever six à sept fois la nuit et, le jour, il urinait toutes les heures ou toutes les heures et demie. Les mictions devinrent très difficiles, très douloureuses, s'accompagnant d'une sensation de brûlure au bout de la verge et nécessitant des efforts qui n'aboutissaient qu'à l'émission d'un jet extrêmement faible.

M. Rafin le sonda pour la première fois, il y a trois semaines, et retira 400 grammes d'urine foncée, mais limpide.

Enfin, depuis le 11 avril, c'est-à-dire depuis cinq jours, il est sondé régulièrement par son médecin, le Dr Ferroul, de Chasselay, quatre fois par jour .

Actuellement, au moment de l'entrée :

Mictions : Avant les cathétérismes, six à sept fois la nuit, toutes les heures le jour. Depuis que le malade est sondé, il urine à peine un demi-verre par jour.

Urine : Foncée, légèrement floconneuse. Réaction acide. Pas d'odeur spéciale. Disque épais d'albumine. Pas de sucre.

Vessie : Résidu, varie de 200 à 300 grammes.

Capacité, 225 grammes.

Prostate : Volumineuse ; le doigt n'en atteint pas le bord supérieur. Consistance très dure.

Reins : Non douloureux, non accessibles à la palpation (le malade est obèse). Pas de réflexe pyélo-vésical.

Testicules : Rien de particulier.

Hernie inguinale gauche.

Etat général : Satisfaisant. Langue bonne, appétit conservé, pas de constipation. Obésité.

Poumons : Râles à la base gauche. Rien au cœur.

17 avril. — *Opération par* M. Rafin. — *Prostatectomie périnéale.* Anesthésie au mélange de Billroth, sans incidents. Après lavage de la vessie et introduction d'un cathéter cannelé, incision de Zukerkandl. Section du raphé ano-bulbaire au ras du bulbe. Les plans sous-jacents sont coupés à petits coups de ciseaux, en contournant le bulbe jusqu'à l'urètre membraneux, que l'on ouvre par mégarde. Le muscle recto-urétral est incisé et l'on ne tarde pas à trouver l'espace décollable. On arrive, en effet, facilement, avec l'index, à pénétrer dans le plan de clivage recto-prostatique, et bientôt la prostate apparaît très nettement. Elle est peu volumineuse; le lobe gauche est plus gros. Elle est de consistance très dure.

Incision de la capsule sur la ligne médiane. La décortication, amorcée aux ciseaux, se fait très difficilement et d'une manière incomplète, aussi bien sur le lobe droit que sur le lobe gauche.

Incision de l'urètre sur la ligne médiane. Le lobe droit est enlevé en un seul morceau et le lobe gauche en deux fragments. Le doigt, introduit à ce moment par l'urètre, est comprimé par un sphincter très résistant et a peine à parvenir dans la vessie. Pas de lobe saillant. L'examen de la vessie avec l'explorateur de Guyon ne fait découvrir aucun calcul. On remarque à ce moment que la paroi inférieure de l'urètre membraneux, sur une longueur de 3 centimètres environ, présente une double déchirure longitudinale. Cette déchirure semble avoir été faite par les rebords de la cannelure du cathéter. (C'est la seule fois où un cathéter cannelé ait été employé.)

Le cathéter est remplacé par une sonde en soie n° 20 et l'on s'occupe alors de la restauration de l'urètre. Mais cette reconstitution est très imparfaite, car les tissus sont friables, et l'on a peine, en outre, à faire joindre les deux lèvres de l'incision urétrale. On parvient à placer trois points au Repin, mais ils n'ont pas tardé à lâcher.

L'hémorragie a été très abondante pendant l'opération, et l'on a dû, en terminant, laisser trois pinces à demeure sur le bulbe et tamponner la plaie avec quatre mèches de gaze imbibées de ferripyrine. Le rectum, vérifié plusieurs fois dans le cours de l'opération, est absolument indemne.

La prostate enlevée pèse 20 grammes ; elle est extrêmement dure, comme scléreuse.

Suites opératoires. — Elles ont été très simples. On a enlevé les pinces et les mèches le second jour. La sonde fonctionne bien ; les urines, d'abord très hématiques, se sont rapidement éclaircies sous l'influence de lavages faits trois fois par jour. Le malade va bien ; l'appétit est revenu, mais il se plaint, le 25 avril, de souffrir un peu au niveau de son testicule gauche.

4 mai. — Aujourd'hui, dix-septième jour après l'opération, on enlève la sonde à demeure.

5 mai. — Le malade a uriné hier deux fois dans la journée et trois fois dans la nuit. Les urines sont très sales ; quelques gouttes sortent par la plaie.

Ce soir, on pratique facilement le cathétérisme avec une sonde en soie n° 19 ; on ne trouve pas de résidu.

7 mai. — Les urines passent en partie par la plaie. Elles sont très améliorées. Résidu, 35 grammes. L'orchite persiste et est très douloureuse. L'état général est excellent.

15 mai. — Les résidus sont tombés progressivement à 25, 20 et 15 grammes et, depuis deux jours, ils sont nuls. Le malade s'est levé avant-hier pour la première fois et il s'est aperçu qu'il avait de l'incontinence. Couché, au contraire, il ne se mouille pas. Mais cette incontinence semble vouloir diminuer rapidement. Le malade urine trois fois la nuit et toutes les deux heures le jour. La capacité vésicale atteint 120 grammes. Les urines sont propres. L'état général est excellent, l'appétit est bon, les selles sont régulières. L'orchite

a beaucoup diminué, elle est presque indolore. C'est dans cet état que le malade quitte le service.

Dans le courant du mois de juin, le malade continuait à aller bien. Il est revenu se faire examiner le 4 juillet, mais il a refusé de se laisser sonder. La guérison se maintient, il urine deux fois la nuit et toutes les trois heures le jour; du reste, il urinerait moins souvent, dit-il, s'il le voulait. Les urines sont parfaitement limpides, avec quelques filaments. L'incontinence a complètement disparu, aussi bien le jour que la nuit. La miction se fait facilement, avec un jet assez fort. Les selles sont régulières. L'état général reste parfait, mais on ne peut affirmer qu'il n'y a pas de résidu, puisqu'il a refusé de se laisser sonder.

20 novembre 1903 (sept mois après l'opération). — Pas d'incontinence.

Mictions. — Au commencement de la nuit, peut rester deux heures sans uriner, puis les mictions deviennent de plus en plus fréquentes et, le matin, c'est toutes les demi-heures. Le jour, toutes les deux heures et demie ; le jet est projeté très loin, comme dans sa jeunesse.

Urine limpide, pas d'albumine.

Résidu. — Dix minutes après la miction, 60 grammes. Cette urine est limpide, mais, à la fin, il y a quelques glaires que l'on attribue à ce que le cathétérisme a été pratiqué après le toucher prostatique. Capacité : 200 grammes.

Toucher prostatique, légère induration.

Depuis l'opération, pas de coït; en avait eu deux ou trois mois avant l'opération. Un peu de sensibilité dans le testicule qui avait été enflammé.

Etat général excellent.

10 décembre 1903. — Il écrit que ses mictions sont au nombre de cinq à six la nuit, et neuf à dix le jour.

Quantité d'urine : un litre la nuit, un litre et quart le jour.

L'urine est limpide.

A la suite du cathétérisme du 20 novembre, a eu une poussée d'orchite bilatérale très douloureuse.

OBSERVATION III (22e prostatectomie)

Diagnostic et résumé : *Hypertrophie de la prostate. — Premiers troubles urinaires remontant à un an. — Rétention complète récente, datant de huit jours. — Urines à peu près limpides. — Prostatectomie périnéale. — Guérison. — Résidu nul. — Urines limpides.*

C..., Claude, soixante-cinq ans, cultivateur à Frontonas (Isère), rentre à l'hôpital Saint-Joseph, salle Saint-Pierre, n° 1, le 11 novembre 1903, pour rétention d'urine.

Il n'y a rien de particulier à signaler dans ses antécédents personnels ou héréditaires ; il a toujours joui d'une bonne santé et il n'accuse aucun antécédent spécial ; il n'a eu ni blennorragie ni syphilis, jamais de coliques néphrétiques, jamais de gravier dans les urines.

Il y a un an au moins que les mictions nocturnes sont devenues plus fréquentes ; elles sont, du reste, très variables : il se lève tantôt une fois, tantôt quatre fois, tantôt dix fois .En même temps, difficulté et lenteur de la miction. Il avait remarqué, en outre, qu'il urinait bien plus facilement lorsqu'il faisait des mouvements ou qu'il travaillait.

Il y a huit jours, il a eu une rétention aiguë, avec douleurs très vives, terminées par un cathétérisme que pratiqua son médecin le Dr Ogier, de la Verpillière. Depuis ce moment, il a été sondé trois fois par jour.

Voici son état actuel :

Mictions : Rétention complète. Ne sent pas le besoin d'uriner.

Trois cathétérismes par jour.

Pas d'incontinence nocturne.

Urines : Claires dans les deux verres, sans odeur.

Réaction acide, ni sucre ni albumine.

Pas d'hématurie.

Urètre : Béquille n° 15, passe facilement.

Vessie : Non douloureuse à la pression.

Prostate : Grosse, dure, sans bosselure spéciale.

Reins : Ne sont pas sentis.

Testicules : Rien de particulier.

Pas de coït depuis seize ans (le malade est veuf depuis cette époque). Actuellement, quelques rares érections.

Etat général : Excellent. Langue humide. Constipation.

Rien au cœur ni aux poumons.

Hernie inguinale droite réductible.

30 novembre 1903. — Depuis son entrée, le malade est sondé régulièrement quatre fois par vingt-quatre heures. Les résidus varient de 175 à 625 grammes. Les urines sont claires.

9 décembre 1903. — Trois cathétérismes depuis le 1er décembre. Les résidus restent les mêmes ; le chiffre de 625 est, du reste, exceptionnel. Etat général excellent. Urines à peu près limpides. Langue humide. Bon appétit.

10 décembre 1903. — *Opération par* M. Rafin. — *Prostatectomie périnéale.* — Anesthésie au Billroth sans incident. Lavage habituel de la vessie avec une sonde évacuatrice. Puis, incision bi-ischiatique à l'ordinaire. Dissection du tissu cellulaire sous-cutané. Isolément du bulbe et section du raphé ano-bulbaire.

Découverte du muscle recto-urétral, que l'on incise au ras de l'urètre membraneux. On pénètre alors dans l'espace décollable ; le sujet est assez gros et il faut aller profondément pour avoir la prostate. Pas d'hémorragie. On sent, tout à fait au fond, les vésicules.

Incision de la capsule sur la ligne médiane, et le doigt, introduit sous elle après amorcement aux ciseaux, décolle très facilement le lobe droit. Celui-ci, très complètement et très aisément décortiqué, est amené dans sa totalité par une pince à quatre dents. Le doigt, introduit dans la vessie, ne sent pas de lobe saillant.

On procède à gauche comme on a fait à droite. La décortication est tout aussi facile et on a peu à sculpter l'urètre, qui se décolle bien du tissu prostatique, sans effraction. Le lobe gauche est également extirpé en un seul bloc. Des pinces de Kocher saisissent et arrachent deux ou trois petits lobules encore adhérents à la capsule.

Hémorragie en nappe peu abondante et qui s'arrête d'elle-même après quelques tamponnements. On a naturellement enlevé la sonde évacuatrice placée au début de l'opération. On la remplace par une sonde à béquille, après avoir réséqué une languette longitudinale sur chaque lèvre de l'incision urétrale. Enfin, on met en place un drain cysto-périnéal et des mèches de gaze modérément serrées tamponnent la plaie.

L'urètre membraneux a été laissé intact. Quant à l'orifice vésical, il a une certaine tonicité. Le liquide injecté est assez bien retenu ,mais l'index, introduit dans la vessie, est très modérément serré.

La prostate enlevée pèse 70 grammes. Elle est de consistance dure et d'aspect nettement fibromateux.

Revu le soir, le malade va bien : pas de choc, pas de vomissements. Il ne s'est rien écoulé par la sonde. Le drain a donné passage à très peu d'urine sanguinolente.

Suites opératoires : 12 décembre. — On enlève aujourd'hui (troisième jour après l'opération), le drain et les mèches. Grand lavage boriqué. On constate que la vessie fait déjà réservoir.

14 décembre. — Urine un peu sanguinolente. Rien ne passe par le périnée. Deux lavages par jour.

17 décembre. — Le malade a eu hier au soir, à 6 h. 1/2, un violent frisson avec chaleur et sueur ; la température axillaire est montée à 39°7 ; elle est, ce matin, de 37 degrés. Les reins ne sont ni accessibles ni douloureux. La langue est humide. Il y a toujours un peu de sang dans l'urine.

La vessie peut contenir 160 grammes de liquide, sans que celui-ci ressorte par le périnée. Aussi, en raison du bon état fonctionnel de la vessie et du caractère sanguinolent des urines, et, en outre, le malade ayant eu de la fièvre hier au soir, on se décide à enlever la sonde (huitième jour après l'opération).

18 décembre. — Encore un peu de fièvre hier au soir, avec sueur, mais sans frisson. Depuis l'ablation de la sonde (hier matin à 11 heures) jusqu'à ce matin, il n'a uriné que deux fois et abondamment par le canal. Très peu d'urine a passé par la plaie. Langue saburrale, mais humide.

21 décembre. — Depuis deux jours, toute l'urine passe par le périnée. L'urine s'écoule d'une manière intermittente, semble-t-il ; mais on ne peut affirmer que, dans l'intervalle des évacuations, la plaie soit étanche. Le malade ne sent, du reste, pas le besoin d'uriner. La plaie est en bon état et se cicatrise normalement.

23 décembre. — A uriné cette nuit trois fois par le canal. Urine trouble, non sanglante. Cathétérisme facile avec une Nélaton, pas de résidu. On fait un lavage boriqué.

26 décembre. — Continue à uriner par le canal ; il ne passe presque plus rien par la plaie périnéale. L'urine tend à se clarifier.

31 décembre. — Le malade urine trois ou quatre fois la nuit et autant le jour. Pas d'incontinence ; au moment de la toux, cependant, il sort quelques gouttes insignifiantes. Encore un peu d'urine par le périnée.

Pas de résidu ; la capacité vésicale atteint 160 grammes. L'urine est assez louche, sans odeur.

1er janvier 1904. — Quantité d'urine :

La nuit, 5 à 600 centimètres cubes pour trois mictions.

Le jour, 600 centimètres cubes pour cinq mictions.

Il ne s'écoule plus rien par le périnée.

11 janvier 1904. — Cette nuit (de 6 h. du soir à 7 h. du matin), le malade a uriné 1100 centimètres cubes en quatre mictions.

12 janvier. — Quitte le service aujourd'hui.

L'état général est parfait. Bon appétit ; les selles se régularisent.

Sondé dix minutes après la miction, on retire 25 grammes d'urine louche, sans odeur.

Toucher rectal : On ne sent rien au niveau de la prostate, si ce n'est une sorte de cloison fibreuse légère.

Fonctions génitales : Pas de coït depuis seize ans (veuf depuis cette époque). Quelques érections sans importance avant l'opération, et qui n'ont pas reparu depuis l'intervention.

28 janvier 1904. — Etat général parfait.

L'urine émise spontanément est rendue un peu louche par de nombreux filaments. Traces minimes d'albumine.

Après miction, on trouve 50 grammes d'urine limpide dans sa vessie.

On injecte 200 grammes et le malade les pisse complètement.

Capacité, 320 grammes.

« Il pisse à 4 pieds devant lui. »

La nuit, couché à 8 h. 1/2, urine à minuit, à 2 heures, à 4 heures, à 6 heures, urine encore une ou deux fois et se lève à 8 ou 9 heures.

9 février. — Mictions :

La nuit, 4 pour 1 l. 1/2 ou 1 l. 3/4 d'urine.

Le jour, 5, pour 1 l. 1/2.

OBSERVATION IV (24ᵉ prostatectomie)

DIAGNOSTIC ET RÉSUMÉ : *Hypertrophie de la prostate. — Début il y a neuf ans, par une rétention aiguë. — Plusieurs accès de rétention passagère. — Difficultés du cathétérisme et hématurie. — Rétention complète récente datant de vingt jours. — Prostatectomie périnéale. — Guérison. — Résidu, 40 grammes. — Urines troubles.*

G..., Antoine, âgé de soixante-douze ans, mécanicien en retraite, demeurant aux Charpennes, rentre le 21 décembre 1903, salle Saint-Pierre, n° 14, pour rétention aiguë, adressé par le Dr Lacroix, de Lyon.

Cet homme a toujours joui d'une bonne santé ; il aurait eu cependant, à trente-neuf ans, des vomissements de sang pendant deux jours, sans affection gastrique connue ; et, à soixante ans, il eut quelques vertiges avec céphalée et éblouissements. Il n'a pas d'antécédents spéciaux : ni syphilis, ni blennorragie, pas de colique néphrétique, pas de gravier dans les urines.

Il fait remonter le début de la maladie à 1894. A cette époque, dans le cours de la convalescence d'une affection sur laquelle le malade n'est pas fixé (céphalée, fièvre, vomissement), il eut une rétention aiguë, terminée par un cathétérisme. Pendant cinq jours, il fut sondé régulièrement.

Dans la suite, il n'eut plus de rétention complète, mais par fois, ayant de la peine à uriner, il se sondait lui-même. Cela arrivait sept à huit fois par an, et surtout l'hiver. Jusqu'à maintenant, c'est-à-dire depuis neuf ans, il n'a pas eu d'autre accident.

La rétention actuelle a commencé le 20 décembre 1903. Le malade est amené à l'hôpital n'ayant pas uriné depuis vingt-quatre heures.

Voici son état actuel :

Mictions : La rétention est complète.

Avant la rétention, sept à huit mictions le jour.

Trois à quatre la nuit.

Mictions non douloureuses.

Urines : Troubles, avec dépôt purulent.

Réaction acide.

Gros disque d'albumine (pus).

Pas de sucre ni de sang apparent.

Urètre : Une boule n° 18 passe sans difficulté.

Une sonde de Nélaton et une sonde à béquille ne passent pas.

La sonde à béquille passe par la manœuvre du mandrin.

Vessie : Remonte jusqu'à l'ombilic.

Le 8 janvier 1904, la capacité vésicale atteint 650 grammes ; le même jour, cystoscopie montre des lobes prostatiques très saillants, pas de calculs, pas de tumeur, vessie à colonnes.

Prostate : Très volumineuse.

Reins : Non douloureux, non accessibles à la palpation.

Testicules : Un peu de sensibilité sur la tête de l'épididyme droit.

Etat général : Bon. Rien au cœur.

Aux poumons, signes d'emphysème.

La vessie a été évacuée à son arrivée ; on laisse la sonde à béquille à demeure.

23 décembre. — La sonde s'est brisée ce matin. L'introduction d'une nouvelle béquille n'est possible que grâce au mandrin et fait saigner un peu le canal.

29 décembre. — La sonde laissée à demeure est sortie ce matin, au moment où le malade se levait. On le sonde dans la journée, sans laisser la sonde à demeure.

30 décembre. — Cette nuit, cathétérisme impossible. La vessie remonte ce matin à 3 travers de doigt au-dessous de l'ombilic. Une béquille passe avec le mandrin ; on la laisse à demeure.

8 janvier 1904. — On a enlevé hier la sonde, parce qu'il y avait du sang. On fait deux cathétérismes par jour. La rétention est complète.

9 janvier 1904. — *Opération par* M. Rafin. — *Prostatectomie périnéale.* — Anesthésie au Billroth sans incident. Au préalable, lavage ordinaire de la vessie. Incision bi-ischiatique. Dissection du tissu cellulaire sous-cutané et isolement du bulbe. Découverte et section du muscle recto-urétral, très épais, au ras de l'urètre membraneux, et l'on pénètre immédiatement dans la zone décollable.

Incision de la capsule sur la ligne médiane et décortication assez facile, après amorcement aux ciseaux. Pendant cette manœuvre du décollement, la prostate s'est ouverte en deux, à sa partie antérieure, comme deux quartiers d'orange, et l'extrémité de la sonde métallique laissée dans l'urètre a fait issue. Mais l'urètre membraneux a été respecté, ou seulement lésé dans sa partie la plus profonde.

Extirpation facile du lobe droit en un seul bloc ; le lobe gauche vient un peu plus difficilement ; il est moitié moins volumineux que le droit.

Le doigt, introduit dans la vessie, sent un lobule intra-vésical net, de la dimension d'une petite noisette. On essaye de l'enlever en fendant la muqueuse pour l'énucléer ; mais il ne s'isole et ne s'énuclée pas bien ; aussi, on en complète l'ablation en l'enlevant d'un coup de ciseaux à la base. Malgré cela, il persiste une légère saillie. Le lobe médian extra-vésical double aussi en arrière l'urètre et forme une masse épaisse qu'on enlève en pelant l'extrémité profonde de l'urètre ou le commencement de la vessie. Il reste un peu de tissu prostatique en avant de l'urètre, l'hypertrophie s'étant développée en avant.

Le doigt, introduit dans la vessie, est un peu serré ; le sphincter a donc conservé une certaine tonicité.

On résèque largement de chaque côté les lèvres de l'urètre, qui sont épaisses et exubérantes.

Mise en place d'une sonde à béquille n° 22 et du drain cysto-périnéal. Tamponnement à la gaze simple. La prostate enlevée pèse 85 grammes ; elle est de consistance dure, fibromateuse.

Le soir, le malade va bien. Le drainage périnéal fonctionne bien. Peu de sang. On a fait deux lavages boriqués abondants.

Suites opératoires : 10 janvier 1904. — Le malade continue à bien aller, se mouille très peu par la plaie. Trois lavages dans la journée.

12 janvier. — Ablation des mèches et du drain périnéal (troisième jour après l'opération). Le liquide, qu'on injecte par la sonde, revient tout entier par la plaie.

13 janvier. — Dans le lit, à peu près tout passe par la sonde. On injecte 160 grammes, sans que rien ne sorte par la vessie. Mais il y a un point très exact où la sonde doit être placée pour que le liquide ressorte par la sonde. Etat général bon.

17 janvier. — Urine toujours un peu teintée de sang. Le malade a été un peu fatigué hier au soir ; il a vomi cette nuit. Est-ce dû à un peu de résorption par la plaie, qui saigne légèrement, ou bien à l'état pulmonaire ? A l'ausculta-

tion, signes de bronchite et d'emphysème comme avant l'opération, mais plus marqués. Quoi qu'il en soit, on enlève la sonde (neuvième jour après l'opération).

18 janvier. — Toute l'urine sort par la plaie, sauf une cinquantaine de grammes. Cette urine semble à peu près claire, abstraction faite de débris abondants en suspension.

21 janvier. — La miction par la verge augmente, mais incontinence. Plus de fièvre.

23 janvier. — A uriné spontanément ce matin.

28 janvier. — L'incontinence a disparu. Cinq à six mictions la nuit dernière.

30 janvier. — Depuis deux jours, pas une goutte n'a passé par la plaie, qui est cicatrisée, sauf un bourgeon charnu.

2 février. — Part aujourd'hui. Bon état général.

Mictions : La nuit (de 6 h. à 6 h.), trois mictions pour 525 grammes.

Le jour, quatre mictions pour 600 grammes.

Urines assez troubles. Traces d'albumine.

Capacité, 325 granmmes.

Pas d'incontinence, même en toussant.

Résidu, 40 grammes.

OBSERVATION V (25e prostatectomie)

Diagnostic et résumé : *Hypertrophie de la prostate. — Premiers troubles urinaires remontant à trois ans. — Rétention complète récente datant de douze jours. — Prostatectomie périnéale. — Malade en traitement.*

P... Louis-Antoine, soixante-neuf ans, cultivateur à Comelle-Vernay (Loire), rentre le 24 décembre 1903, salle Saint-Pierre, n° 4, pour rétention d'urine, adressé par le Dr Laurent, de Roanne.

Rien de particulier à signaler dans ses antécédents héréditaires. Personnellement, bonne santé habituelle ; à noter cependant une pleurésie droite, il y a dix ans. Pas d'antécédents spéciaux : ni blennorragie, ni syphilis, pas de colique néphrétique, pas de gravier dans les urines.

Les premiers troubles urinaires remontent à trois ans ; le malade dit s'être levé toute sa vie une fois pour uriner ; mais, il y a trois ans, la pollakyurie nocturne a augmenté ; il se levait trois fois pendant l'hiver et une fois ou deux pendant l'été.

Au mois de novembre 1903, les mictions nocturnes augmentèrent ; elles étaient de cinq à six et, au commencement de décembre, le malade urinait à chaque instant. Enfin, le 12 décembre, la rétention fut complète et son médecin dut lui faire un premier cathétérisme ; la vessie était vide (?). Quatre jours après, le 16 décembre, nouveau cathétérisme ; cette fois, on retira 1 litre d'urine. La miction spontanée était insignifiante. Depuis ce moment, le malade n'urine plus du tout et il se sonde trois fois par jour.

Actuellement :

Mictions : Pas de miction spontanée.

Avant la rétention, les mictions étaient douloureuses, depuis trois mois surtout.

Urines : Claires, réaction acide, pas d'odeur spéciale, pas de sucre, pas d'albumine.

Pas de sang.

Urètre : Une boule n° 18 passe sans aucune sensation.

Une Nélaton n° 19 passe très facilement.

Vessie : Capacité, 350 grammes.

Prostate : Volumineuse, lobuleuse, dure.

Reins : Non douloureux, non accessibles à la palpation.

Testicules : A droite : hydrocèle ; on sent la queue de l'épididyme très augmentée de volume.

A gauche : il y a peut-être un peu de liquide et la queue de l'épididyme est un peu augmentée de volume.

Etat général : Excellent. Rien au cœur ni aux poumons.

8 janvier 1904. — Depuis son entrée, le malade est sondé régulièrement trois fois par jour. Les résidus varient de 200 à 850 grammes. Les urines sont claires.

Pas de miction spontanée.

12 janvier. — *Opération par* M. Rafin. — *Prostatectomie périnéale.*

Anesthésie au Billroth sans incident.

Lavage habituel de la vessie. Incision ordinaire bi-ischiatique. Isolement du bulbe et section du raphé ano-bulbaire. Le muscle recto-urétral est bientôt découvert et, après sa section, on arrive aisément sur la prostate, qui n'est pas très grosse. Le décollement recto-prostatique est poursuivi très haut, à tel point que l'on voit le tissu graisseux, qui recouvre la paroi postérieure de la vessie, sur plusieurs centimètres de hauteur.

Incision de la capsule sur la ligne médiane ; la décortication, amorcée aux ciseaux, se fait facilement sur le lobe droit et moins bien sur le lobe gauche. La capsule est très peu épaisse.

Extirpation du lobe droit en deux fragments, puis du lobe gauche. Le doigt, introduit dans la vessie, ne sent pas de lobe saillant.

En arrière, on sectionne une masse irrégulière, au milieu de laquelle se trouvent les canaux déférents. On pose une ligature. En sectionnant cette masse, il est à craindre qu'une trop grande partie de l'urètre prostatique ait été enlevée, peut-être circulairement, ou tout au moins sur une grande partie de sa circonférence. On se demande si l'urètre membraneux n'a pas été également déchiré, sinon par la sonde évacuatrice, placée dès le début de l'opération, au moins pendant les manœuvres d'ablation des lobes. Le doigt ne sent pas la tonicité du col ; il n'est nullement serré.

Les lèvres de l'urètre ont été très amincies pendant l'ablation et elles ne sont pas exubérantes ; il n'y a donc pas lieu de les réséquer.

On met en place une sonde à béquille et un drain périnéal.

L'hémorragie a été peu abondante ; à la fin de l'opération, on voit une ou deux veines qui saignent dans la profondeur à gauche. On y met deux pinces à demeure.

Tamponnement à la gaze simple. On fait un lavage et l'on constate que peu de liquide passe par le drain ; la plus grande partie filtre à travers la plaie.

La prostate enlevée pèse 32 grammes. Elle est de consistance molle et d'aspect laissant des doutes sur sa nature histologique. Du lobe gauche, il s'écoule du liquide d'aspect purulent ; cependant, on y voit de petits lobules, mais mal délimités.

Le soir : Rien n'est sorti par la sonde et une quantité insignifiante par le drain. Le reste passe par la plaie. Le malade va bien, pas de choc, pas de vomissement.

Suites opératoires : 13 janvier 1904. — Bon état du malade. Le drain et la sonde ont mieux fonctionné. Ablation des pinces.

14 janvier. — Ablation des mèches et du drain (troisième jour après l'opération).

17 janvier. — Il ne sort que très peu d'urine par la plaie. Presque tout passe par la sonde.

22 janvier. — On enlève la sonde, à cause de l'urétrite (onzième jour après l'opération).

24 janvier. — Tout passe par la plaie. Orchite gauche très nette. Bon état général.

30 janvier. — Le scrotum est très rouge, tendu, fluctuant. Incision, donnant issue à du pus très fétide.

1er février. — L'urine commence à passer par le canal.

5 février. — Cette nuit, trois mictions par le canal ; à la dernière, il a pu arrêter le jet, par une contraction volontaire du sphincter.

18 février. — Etat stationnaire ; l'urine passe tantôt par la plaie, tantôt par le canal.

Il s'agit donc, dans ces cinq observations, de malades âgés respectivement de 76, 59, 65, 72 et 69 ans. Ils présentent ce point commun que, chez tous, la rétention est de date récente : elle est de 30, 5, 8, 20 et

12 jours. Mais tous ces malades avaient des symptômes dysuriques antérieurs, remontant à 11, 1, 9, 3 et même 30 ans (obs. I), et s'accompagnant d'accidents divers, tels que des hématuries (obs. I[1]), des rétentions aiguës (obs. III et IV). Quant à la rétention en elle-même, elle était incomplète chez le malade de l'observation I et complète dans quatre autres cas. Trois fois les urines étaient limpides, une fois légèrement floconneuses et une fois nettement purulentes. Le cathétérisme était facile, sauf dans deux cas (obs. III et IV); chez ce dernier malade, on devait employer la manœuvre du mandrin et, en raison de cette difficulté du cathétérisme, nous dûmes lui laisser la sonde à demeure les quelques jours qui précédèrent l'opération. Enfin, chez tous, l'état général était très satisfaisant.

La prostatectomie a été faite suivant la technique que nous exposerons plus loin. Les prostates enlevées pesaient : 125 grammes (48 gr. pour la première intervention et 77 gr. pour la seconde), 20, 70, 84 et 32 grammes. Chez trois de nos malades, nous avons fait du double drainage, c'est-à-dire qu'ils ont eu en même temps un drain périnéal et une sonde urétrale. Le drain a été enlevé le troisième jour, quant à la sonde, elle a été supprimée une fois le 8e jour, une fois le 9e et une fois le 11e.

Le malade de l'observation II a gardé la sonde à de-

[1] Nous aurions peut-être dû mettre ce malade à part, puisqu'il s'agit d'un cancer ; nous ne l'avons pas fait, parce que c'est pour rétention qu'il a été opéré. En outre, nous avons cru devoir le mettre dans le groupe des rétentions récentes, parce qu'il n'avait été sondé qu'exceptionnellement et à divers intervalles.

meure, sans drainage cysto-périnéal, pendant dix-sept jours. Enfin, chez l'opéré de l'observation I, nous avions mis, lors de la première intervention, une sonde qu'il garda pendant dix-neuf jours ; à la seconde intervention, nous nous contentâmes d'un simple drain périnéal, qu'il arracha du reste le deuxième jour.

Nous avons des complications post-opératoires à enregistrer chez deux malades. L'un (obs. III) a eu le sixième jour après l'opération un violent frisson avec élévation importante de la température (39°7 axillaire). Les frissons se montrèrent encore le lendemain. Puis tout se termina heureusement. A aucun moment, du reste, il n'y eut de retentissement, soit sur les reins, soit sur l'état général. L'autre (obs. V) a eu le treizième jour une orchite suppurée avec urétrite.

Quels ont été les résultats de la prostatectomie chez les malades de ce premier groupe? Du dernier, nous ne pouvons encore rien dire, car il n'est opéré que depuis quelques jours. Mais voici l'état des quatre autres. Le malade de l'observation II, après une incontinence diurne de quelques jours seulement et, du reste très légère, a vu tout d'abord la miction s'établir deux fois la nuit et toutes les trois heures le jour. Puis, sept mois après l'opération, les mictions sont devenues plus fréquentes, surtout la nuit. Enfin, il vient de nous écrire (10 déc. 1903) qu'il urine cinq ou six fois la nuit, et neuf à dix fois le jour. Mais, il faut faire remarquer qu'il a de la pollakyurie, parce qu'il a de la polyurie. Nous lui avions recommandé, en effet, de noter la quantité d'urine qu'il émettait la nuit et le jour et, il nous a répondu qu'il urinait 1 litre la nuit et 1 litre et quart le jour. Fabriquant beaucoup d'urine, il est naturel qu'il sente plus souvent le besoin d'uriner. Les urines sont du reste limpides. Ajoutons enfin que la dernière fois que nous l'avons sondé, nous avons trouvé un résidu de 60 grammes. Cet homme ne vide donc pas complètement sa vessie.

Chez le malade de l'observation III la miction s'est faite définitivement par le canal le treizième jour après l'opération et le vingt et unième jour, la plaie périnéale ne laissait plus passer une goutte d'urine. Il urine maintenant trois fois la nuit et cinq fois le jour. C'est là, comme on le voit, un résultat excellent et très rapidement obtenu. Quant à la vessie, elle se vide bien, il n'y a pas de résidu. Malheureusement, les urines sont encore louches.

Le malade de l'observation IV urine trois fois la nuit et quatre fois le jour et conserve un léger résidu (40 gr.) ; il n'y a du reste qu'un mois qu'il est opéré. Ajoutons que, chez ces trois opérés, la cathétérisme est très facile avec des sondes molles. La miction, en outre, se fait très aisément et le jet est projeté très loin ; il est presque normal.

Reste le malade de l'observation I, sur lequel nous voulons insister un peu plus longuement. Ce malade, en effet, présente ceci de particulier, c'est qu'il a dû subir une seconde prostatectomie quatre mois après la première. Cet homme, très robuste, avait des symptômes dysuriques, comme on l'a vu, depuis 1872 ; mais, ce n'est qu'en 1901 que son état nécessita un cathétérisme et, depuis un mois seulement avant son entrée à l'hôpital, ses résidus atteignaient 400 grammes et plus, en même temps que le cathétérisme devenait difficile. Il fut opéré, une première fois, le 11 avril 1903; les suites opératoires furent très simples. Aussitôt après l'ablation de la sonde, le dix-neuvième jour, la miction spontanée se rétablit; il urinait très facilement trois ou quatre fois la nuit, et toutes les deux ou trois heures le jour. Mais il ne vidait pas sa vessie; on trouvait, en effet, pendant les deux premiers mois des résidus de 60 à 150 grammes; puis, au mois de juin, ces résidus ne dépassèrent pas 60 grammes. Il y avait donc amélioration très nette, qui persista pendant le mois de juillet. Au mois d'août, enfin, les symptômes dysuriques se montrèrent de nouveau : la pollakyurie revint : notre malade se mit à uriner quatre à sept fois la nuit et toutes les heures et même toutes les demi-heures le jour; chaque miction était pénible, douloureuse. En même temps les résidus devinrent plus élevés : 125 à 150 grammes, et les cathétérismes difficiles : une sonde de Nélaton n° 12 pouvait seule passer. Enfin, au toucher rectal, on sentait une grosse masse dure au niveau de la prostate. On voit donc qu'après une guérison ou tout au moins une amélioration passagère, tous les signes du prostatisme réapparurent. Comment expliquer cette réapparition ? On pouvait faire pour cela deux hypothèses également plausibles, ou bien il fallait incriminer la première intervention, ou bien il s'agissait d'un néoplasme prostatique. Si l'on relit le compte rendu de la première opération, on verra que nous avons noté que l'extirpation de la prostate n'avait pas été complète; il restait encore, en effet, sur toute la partie postérieure de la vessie une épaisseur de glande de 2 centimètres de hauteur et, malgré tous les efforts du chirurgien, on ne put arriver à l'enlever, en raison de l'énorme profondeur ; on se contenta seulement de la décaper de façon à l'amincir le plus possible. Faut-il voir là la cause de la réapparition des symptômes dysuriques ? Peut-être ; il est logique, en effet, d'admettre qu'après la fermeture de la plaie, il est resté, au niveau de la prostate, un anneau cicatriciel entouré des débris glandulaires assez importants que l'on avait laissés. Il nous semble cependant que la persistance d'une portion plus ou moins importante de la glande n'est pas suffisante pour justifier le retour des accidents. Les troubles urinaires se seraient montrés, en effet, dès le début, tandis qu'ils n'ont fait leur apparition qu'au bout de quatre mois et demi, pendant lesquels l'état du malade était en somme très satisfaisant.

Reste donc la seconde hypothèse : s'agit-il d'un néoplasme prostatique qui a récidivé sur place ? L'examen histologique seul pouvait nous renseigner et il a été très affirmatif : il s'agit indiscutablement d'un cancer de la prostate [1]. Cependant, l'allure clinique de la maladie, tout au moins lors de la première intervention, ne faisait nullement songer à un néoplasme ; il n'y avait pas, notamment, d'envahissement ganglionnaire, ni de douleur, ni de retentissement sur l'état général. Cet homme se portait admirablement bien, malgré ses soixante-seize ans, et n'avait pas maigri.

Quoi qu'il en soit, il a été opéré une seconde fois, et

[1] Voir, chapitre II, les détails de la préparation.

cette deuxième intervention a été entourée de difficultés. On s'est trouvé en présence, en effet, de tissus extrêmement durs et très profondément situés. Aussi, l'ablation a-t-elle été faite par fragments et d'une manière incomplète. Actuellement, l'incontinence est totale ; la plaie périnéale est cicatrisée depuis un mois seulement, mais le malade ne peut retenir ses urines. Enfin, depuis quelque temps, il souffre beaucoup. Aussi vient-il de rentrer de nouveau à l'hôpital. Il a maigri, son état général a baissé et tout fait prévoir une fin prochaine.

TABLEAU A. — RÉTENTIONS RÉCENTES AVEC SYMPTOMES DYSURIQUES ANTÉRIEURS

Nos d'ordre Age	Début de la maladie Accidents antérieurs	État avant l'opération			Date de l'opération	Poids de la prostate enlevée	Sonde enlevée	Fermeture de la plaie périnéale	Accidents post-opératoires	État actuel				Observations
		Mictions	Urines	Accidents divers						Date du dernier examen	Résidu-miction	Urines	Urée, reins état général	
Obs. 1. M. B..., 76 ans.	Début en 1872. Hématurie.	1re intervention : Rétention incomplète Résidu : 450 gr.	1re intervention. Limpides.		11 avril 1903.	48 gr.	Sonde enlevée le 19e jour.	5 mai.	Escarre fessière légère.					
		2e intervention : Rétention incomplète depuis un mois. Résidu : 150 gr.	2e intervention. Un peu troubles.		22 août 1903.	77 gr.	Pas de sonde lors de la 2e opération.	Fin décembre.		5 février 1904 5 mois 1/2 après la 2e opération.	Résidu nul.	Troubles.	Etat général médiocre.	Incontinence. (Diagnostic histologique : cancer de la prostate)
Obs. 2. V..., 59 ans.	Début en 1892.	Rétention complète depuis cinq jours, avec dysurie antérieure.	Légèrement floconneuses.		17 avril 1903.	20 gr.	Sonde enlevée le 17e jour.	Juin.	Orchite à gauche.	20 décembre 1903. 8 mois après l'opération.	Moins de 60 g. Mictions 5-6 la nuit, 9-10 le jour.	Limpides.	Etat général excellent. Cathét. facile.	
Obs. 3. C..., 65 ans.	Début en 1902.	Rétention complète récente, datant de 8 jours.	Limpides.		10 décembre 1903.	70 gr.	Drain enlevé le 3e jour. Sonde enlevée le 8e jour.			9 février 1904. 2 mois après l'opération.	Résidu : 0. 4 mictions la nuit, 5 le jour.	Limpides.	Etat général excellent. Cathét. facile.	Drainage cyst-opérinéal et sonde à demeure.
Obs. 4. G..., 72 ans.	Début il y a 9 ans.	Rétention complète récente, datant de 20 jours.	Troubles.	Hématurie. Plusieurs accès de rétention passagère.	9 janvier 1904.	85 gr.	Drain enlevé le 3e jour. Sonde enlevée le 9e jour.	Février.		2 février 1904. 1 mois après l'opération.	Résidu : 40 g. 3 mictions le jour, 4 la nuit.	Troubles.	Etat général bon. Cathét. facile.	Drainage cysto-périnéal et sonde à demeure.
Obs. 5. P..., 69 ans.	Début il y a 3 ans.	Rétention complète récente, datant de 12 jours.	Limpides.		12 janvier 1904.	32 gr.	Drain enlevé le 3e jour. Sonde enlevée le 11e jour.		Urétrite. Orchite suppurée.					Drainage cysto-périnéal et sonde à demeure. Malade en traitement.

SECOND GROUPE. — **Rétentions complètes chroniques.**

OBSERVATION VI (1re prostatectomie)

DIAGNOSTIC ET RÉSUMÉ : *Hypertrophie de la prostate. — Début il y a cinq ou six ans. — Rétention complète depuis un an. — Résidu, 400 grammes. — Se sonde quatre à cinq fois par jour. — Urines troubles. — Prostatectomie périnéale. — Guérison. — Résidu nul. — Urines limpides.*

B..., Benoît, soixante-quinze ans, charron à Pierreclos (Saône-et-Loire), entre salle Saint-Pierre, n° 1, le 22 décembre 1902, pour rétention d'urine et difficultés du cathétérisme.

Rien à signaler dans ses antécédents héréditaires. Personnellement, il a toujours joui d'une bonne santé. A noter, cependant, une pleurésie à l'âge de quinze ans, et, il y a cinq ans, une névralgie sus-orbitaire pour laquelle il subit une névrotomie à l'Hôtel-Dieu.

Antécédents spéciaux : Ni blennorragie, ni syphilis. Jamais d'hématurie, jamais de colique néphrétique.

Affection actuelle : Remonterait à cinq ou six ans. Auparavant, le malade ne se levait pas la nuit. La maladie débuta par de la pollakyurie, qui augmenta peu à peu, jusqu'à obliger le sujet à uriner dix à douze fois le jour et un peu plus la nuit.

Il y a deux ans, il dut se sonder, mais à intervalles assez éloignés, tous les quinze jours, dit-il. Au mois de mai dernier, il rentrait à l'Hôtel-Dieu, où on lui aurait fait probablement une dénudation de la prostate. Mais les troubles de la miction ne disparurent pas ; les mictions restèrent aussi fréquentes, et le malade, depuis cette intervention, dut se sonder tous les jours, et quatre ou cinq fois par jour. La miction spontanée était preque nulle ; elle atteignait à peine un demi-verre par jour.

Mardi dernier, 14 décembre, avec une sonde cassée, il se fit une fausse route. Le Dr Lacroix, de Saint-Sorlin, devant l'impossibilité du cathétérisme, pratiqua samedi une ponction vésicale qui donna issue à 1 litre d'urine trouble. La sonde put alors passer. Hier, nouvelle fausse route, suivie ce matin d'une nouvelle ponction. Le malade rentre alors à l'hôpital dans la soirée.

Mictions : Quatre ou cinq cathétérismes le jour et autant la nuit.

Miction spontanée nulle.

Urines : Troubles, odeur d'acétone, réaction nettement acide. Ni sucre ni albumine. Pas d'hématurie.

Urètre : Une boule n° 20 passe assez aisément, mais frotte un peu dans la portion prostatique. Une Nélaton n° 16 passe.

Périnée : On voit les traces de l'incision pratiquée à l'Hôtel-Dieu.

Vessie : N'est pas douloureuse à la palpation ni à la distension.

Le premier cathétérisme donne issue à 400 grammes de liquide trouble.

Prostate : Volumineuse, dure, sans bosselures spéciales.

Reins et uretères : Non accessibles à la palpation.

Testicules : A droite, il est très atrophié. A gauche, dans la vaginale, un peu de liquide, à travers lequel on sent un épididyme un peu augmenté de volume et douloureux depuis quinze jours.

Etat général : Assez bon. Appétit satisfaisant, mais constipation opiniâtre, ne cédant qu'à des lavements et à de l'huile de ricin.

Rien aux poumons.

Au cœur, quelques intermittences.

10 janvier 1903. — Depuis son entrée, le malade est sondé régulièrement trois fois par jour. Les résidus varient le matin de 100 à 175, à midi de 300 à 400, le soir de 300 à 400. Le cathétérisme est pratiqué avec une béquille n° 17, une Nélaton ne passant pas. On laisse la sonde à demeure de 7 heures du soir à 2 heures du matin.

Le malade a eu, ces jours derniers, une phlébite variqueuse de sa saphène interne gauche ; il est porteur, du reste, de varices aux deux membres inférieurs. Il aurait eu un semblable accident il y a quatre ans. Les urines se sont clarifiées mais laissent encore cependant un léger dépôt.

14 janvier 1903. — *Opération par* M. Rafin. *Prostatectomie périnéale.*

On fait d'abord un lavage boriqué de la vessie et l'on introduit une mèche dans le rectum. Une sonde est laissée dans la vessie.

Incision de Zukerkandl, d'un ischion à l'autre, juste en avant de la cicatrice de l'ancienne incision. Le bulbe, mis à nu, est fortement relevé. Section du raphé ano-bulbaire et du muscle recto-urétral : la face postérieure de la prostate apparaît bientôt. A ce moment, la région est très nette, comme une préparation anatomique, mais la partie supérieure de la prostate est peut-être insuffisamment dénudée. La glande est très profondément située ; la mise en place d'une valve ne la rapproche pas. Cela tient à ce que la valve accroche une bande fibreuse transversale cicatricielle, qui résiste, de sorte que le périnée postérieur n'est pas abaissé.

Incision médiane sur la prostate intéressant l'urètre, ce qui met la sonde à nu sur une petite étendue. Tentative de décollement à la Nicoll de la capsule prostatique ; ce temps n'aboutit pas, ce qui tient sans doute à l'ancienne opération. La prostate est alors fendue un peu plus profondément, on l'enlève par morcellement à droite et à gauche. L'index gauche est introduit dans la vessie ; ce doigt permet de couper la prostate au ras de la vessie, sans risquer d'intéresser cet organe. Il permet aussi de constater qu'il n'existe pas de lobule saillant dans la vessie, et enfin qu'il n'y a pas de calculs vésicaux. Peut-être la base de la prostate n'a-t-elle pas bien été enlevée ; toutefois, l'index vésical semble indiquer que la vessie a été bien pelée en quelque sorte au niveau de la glande ; mais l'orifice vésical paraît avoir été un peu dilacéré par le doigt, ce qui fait craindre de l'incontinence.

On place un drain dans la vessie.

Pendant l'opération, l'hémorragie a été assez abondante ; on met une pince à demeure sur une artère que l'on voit saigner sur la tranche prostatique.

On essaye ensuite de restaurer l'urètre ; mais c'est très difficile, en raison de la profondeur ; on ne peut placer qu'un seul fil.

Tampon très légèrement iodoformé dans la plaie.

Poids de la prostate extirpé, 45 grammes.

Suites opératoires. — Elles ont été des plus simples. La température axillaire est toujours restée normale, sauf les trois premiers jours, où elle a atteint 38°2 seulement.

15 janvier. — Le malade va bien ; il n'a pas eu de choc, pas de vomissement, il ne souffre pas.

Le drain vésical a été retiré le 22 janvier, c'est-à-dire le huitième jour. On a mis, ce jour-là, une sonde à demeure par l'urètre ; on a pu la mettre facilement, sans le secours du mandrin. On la change le 26 janvier et le 1er février. Cette dernière fois, il a fallu employer le mandrin à grande courbure.

La quantité d'urine émise chaque jour, par le drain d'abord, par la sonde ensuite, était très variable. Les premiers jours, il ne s'écoulait que 200 à 600 grammes d'urine. Le restant s'échappait par la plaie et il fallait changer le malade plusieurs fois par jour. Peu à peu, les pansements étaient de moins en moins souillés par l'urine ; le 27 janvier, la sonde donnait 1100 grammes d'urine, le 28, 1700 grammes. On faisait deux à trois lavages par jour et l'eau ressortait presque toute par le périnée.

Les urines, très troubles au début, se sont améliorées rapidement, tout en restant encore assez louches.

9 février (vingt-sixième jour après l'opération). — On enlève la sonde à demeure. Le malade n'urine pas une seule goutte dans la journée, bien qu'on ait passé un Béniqué n° 46 immédiatement après l'ablation de la sonde. Sonde à demeure la nuit.

10 février. — Le malade urine par la verge 10 grammes. Le reste passe par le périnée. Le soir, on passe une béquille avec mandrin de Gély, après avoir passé très aisément les Béniqué 44 et 46.

14 février (un mois après l'opération). — Voici quel est l'état du malade :

Plaie : Se cicatrise rapidement ; on la touche tous les jours au nitrate d'argent. Elle permet seulement l'entrée d'une pince longuette, pour y déposer une mèche. Elle laisse passer l'eau du lavage et les urines.

Urines : Sont satisfaisantes, bien que toujours un peu louches.

Etat de la miction : Le malade n'urine encore à peu près rien par la verge ; on lui met tous les soirs la sonde à demeure (béquille n° 15).

Etat général : Est bon. Le malade a bon appétit, la langue est humide.

23 février. — Le malade dit avoir beaucoup uriné la veille, en trois fois, mais en grande partie par le périnée.

25 février. — La sonde est enlevée à 6 heures du matin et à 9 h. 1/4 le malade urine 80 grammes. Cette urine est encore louche, mais sans odeur ; elle est, en somme, très satisfaisante.

On passe très facilement des Béniqué jusqu'au n° 59.

3 mars. — Le malade ne se mouille presque plus ; la miction spontanée est revenue ; elle se fait toutes les deux heures, la nuit comme le jour.

Le 5 mars, on peut passer une Nélaton n° 18 et l'on trouve

un résidu de 10 grammes seulement et une capacité vésicale de 130 grammes.

Enfin, le 8 mars, la plaie périnéale ne laisse plus passer une goutte d'urine.

12 mars. — Deux mois environ après l'intervention, à la veille de quitter le service, le malade présente l'état suivant:

Miction : Le besoin n'est pas très pressant, le malade peut se retenir.

La miction est très facile, sans qu'il soit nécessaire de pousser.

Le jet est droit, pas très gros, quelquefois bifide.

Fréquence : Le jour, toutes les trois heures environ, la nuit toutes les deux heures et demie (à noter que, par nuit, le malade entend tout le temps compris entre l'heure de son coucher et l'heure de son lever, c'est-à-dire de 6 heures du soir à 7 heures du matin, cela fait donc cinq à six mictions. Il faut noter également que le malade urine quelquefois sans en avoir besoin, s'il se réveille dans la nuit.)

Vessie : Capacité, 150 grammes.

Résidu insignifiant, 5 grammes à peine.

Contractilité bonne ; le jet est lancé avec force à une distance de 70 centimètres.

Urines : Sont claires.

Plaie périnéale : A peu près complètement cicatrisée ; ne laisse pas passer l'urine.

Etat général : Excellent. L'appétit est bon, la langue humide. En outre, le malade qui, avant l'opération, avait une constipation opiniâtre, a maintenant une selle facile tous les jours.

7 avril 1903. — Nous recevons des nouvelles de l'opéré. Son médecin, le Dr Lacroix, de Saint-Sorlin, nous écrit qu'il ne va pas très bien. Ses urines sont un peu troubles, alcalines, d'odeur infecte. Le malade se plaint de souffrir dans les reins assez violemment. Il a des maux de tête, quelques vomissements, la langue sèche, mais pas de frisson ni de fièvre. La miction reste néanmoins très facile ; le cathété-

risme, pratiqué très aisément avec une Nélaton 17 immédiatement après l'urination, n'amène que quelques grammes de résidu.

Cet état n'a duré que quelques jours et, le 14 avril, son médecin, qui a eu l'obligeance de nous tenir au courant, nous donnait les renseignements suivants. A la suite du traitement général et de lavages vésicaux pratiqués trois fois par jour, l'état du malade s'est rapidement amélioré. La langue est moins sèche, les douleurs rénales diminuent très sensiblement, les urines sont moins sales, mais toujours alcalines et troubles. La vessie se vide complètement ; le cathétérisme après miction ne ramène pas une seule goutte.

Enfin, le 25 avril, le Dr Lacroix nous écrivait que le malade allait bien : plus de vomissements, quelques douleurs encore tantôt dans le bas-ventre, tantôt dans le flanc gauche. La langue est normale, les urines sont claires, non alcalines, non albumineuses, sans odeur, de coloration normale. Deux ou trois mictions par nuit, trois ou quatre le jour. Chaque fois, le malade vide entièrement sa vessie.

1er mai 1903. — Continue à aller bien ; encore quelques douleurs abdominales. Pas de fièvre, langue humide, urines claires, sans odeur et sans albumine. Pas de résidu.

Ce malade a succombé fin août 1903, plus de sept mois après l'opération. Il est mort sans faire appeler son médecin et nous n'avons pas encore pu nous procurer de renseignements sur les causes de la mort.

OBSERVATION VII (8e prostatectomie)

Diagnostic et résumé : *Hypertrophie de la prostate, datant de quatorze ans. — Deux rétentions aiguës il y a dix ans et huit ans. — Calcul vésical et lithotritie en 1902. — Orchites à répétition. — Rétention complète depuis six mois. — Résidu, de 30 à 200 grammes. — Se sonde toutes les heures. — Urines très purulentes, hématiques. —*

Prostatectomie périnéale. — Calcul vésical. — Guérison. — Résidu nul. — Urines limpides.

F..., soixante-dix ans, cultivateur à Monteillier (Ain), rentre salle Saint-Pierre, n° 7, le 19 mars 1903, pour troubles urinaires et hématuries.

Rien à noter dans ses antécédents héréditaires ou collatéraux. Personnellement, il s'est toujours bien porté et n'a jamais fait de maladie grave.

Pas d'antécédents spéciaux : ni blennorragie, ni syphilis, ni sable dans les urines.

Il y a quatorze ans que les troubles urinaires ont apparu. Le malade se levait, à cette époque, deux à trois fois la nuit pour uriner. Quatre ans plus tard, à soixante ans, il eut une rétention aiguë, terminée par un cathétérisme. Puis, après un cathétérisme régulier pratiqué pendant un mois, il put uriner spontanément, mais souvent, six fois la nuit en moyenne. Pendant ce mois de cathétérisme, c'était lui-même qui se sondait cinq à six fois par jour.

Deux ans après, nouvelle rétention aiguë et cathétérisme pendant trois semaines. Enfin, depuis 1900, il est de nouveau obligé de se sonder cinq à six fois par jour.

En janvier et février 1900, ces troubles se compliquèrent d'hématuries abondantes, qui l'obligèrent à faire un premier séjour à l'hôpital Saint-Joseph. Là, M. Rafin diagnostiqua au cystoscope un calcul vésical situé sur la partie supérieure et droite de la vessie, et accolé à la prostate. La cystoscopie montra également une prostate volumineuse, formant une grosse saillie ; la muqueuse qui la recouvrait avait, par places, l'aspect de bourgeons polypeux.

La lithotritie fut pratiquée le 15 avril 1902 et, le 30 avril, le malade quittait le service ; ses urines étaient très améliorées ; il n'y avait plus ni douleurs ni hématuries, mais le prostatisme persistait.

Le malade revint se faire voir en mai et en juillet 1902. Il allait assez bien et il urinait spontanément trois à cinq fois la nuit, toutes les heures et demie le jour. Les urines étaient troubles, ammoniacales, sans traces de sang.

Enfin, depuis six mois, la miction spontanée est devenue nulle, les hématuries ont réapparu ; c'est ce qui décide le malade à faire un nouveau séjour à l'hôpital. Actuellement, voici l'état de notre malade :

Mictions : Il n'y a pas de miction spontanée ; il est obligé de se sonder toutes les heures.

Urines : Très purulentes, d'odeur forte, alcaline. Ni sucre, ni albumine. Pas de sang.

Vessie : Résidu, 100 grammes.

Capacité, 150 grammes.

La cystoscopie montre un calcul assez volumineux, et une vessie à colonnes très marquées.

Prostate : Volumineuse, sans bosselures spéciales, de consistance dure.

Reins : Ne sont pas sentis. Pas de réflexe pyélo-vésical.

Testicules : En 1900, orchite à droite ; en 1902, orchite à gauche. Actuellement, il reste une induration assez marquée, surtout à gauche.

Etat général : Médiocre. La langue est un peu sèche, l'appétit est diminué, la constipation est habituelle. L'examen du poumon et du cœur est négatif.

27 mars 1903. — Depuis son entrée, le malade est sondé trois fois par jour et, dans l'intervalle, il se sonde lui-même, toutes les heures environ. Chaque fois, il sort du sang en assez grande abondance. Les résidus varient de 30 à 200 grammes.

28 mars. — *Opération par* M. Rafin. *Prostatectomie périnéale.* — Anesthésie au mélange de Billroth, sans incident. Lavage ordinaire de la vessie, puis, le malade étant placé dans la position habituelle, on fait l'incision de Zukerkandl. Dissection et isolement du bulbe. On sectionne au ras de cet organe le raphé périnéal et en tendant le rectum par une forte traction en arrière, on aperçoit les faisceaux antérieurs du releveur de l'anus, qui se présentent sous la forme de deux

arcades semi-lunaires, et, sur la ligne médiane, apparaissent des fibres musculaires qui, partant de la face antérieure du rectum, vont se perdre derrière le bulbe ; c'est le muscle recto-urétral.

Cette formation musculaire est sectionnée tout à fait en avant. On pénètre alors avec l'index dans la zone décollable interprostato-rectale. Pendant cette manœuvre, le rectum n'a pas été touché ; en un point, cependant, on sent comme une petite cupule. Il n'y a, à ce niveau, que la muqueuse ; la tunique musculaire a été dilacérée. Par mesure de prudence, on répare cette couche musculaire par un point de suture au catgut Repin.

On termine assez facilement l'isolement de la prostate. Il semble même que l'on a pénétré d'emblée dans la capsule. Après incision de l'urètre prostatique, on pratique l'extirpation de la glande ; le lobe droit est enlevé en trois morceaux peu volumineux. L'index gauche est introduit à ce moment dans la vessie. Sur ce doigt, servant de conducteur, on pèle en quelque sorte l'urètre et l'on fait l'ablation du lobe gauche presque en un seul fragment volumineux. Pendant cette manœuvre, l'urètre a été déchiré latéralement.

Le doigt vésical était serré par un sphincter assez résistant ; il n'y avait pas de lobe médian ni de lobe sous-cervical. Le doigt sentait bien également le calcul diagnostiqué quelques jours auparavant au cystoscope. On enlève ce calcul avec les pinces-tenettes ; il est de consistance peu dure, de forme allongée, aplatie, et des dimensions d'une pièce de 2 francs environ.

L'urètre est refermé enfin hermétiquement par quatre points de suture au Repin. On ne fait pas de drainage cysto-périnéal ; mais on introduit par l'urètre une béquille n° 25. Tamponnement de la plaie par une mèche de gaze ordinaire.

La prostate enlevée pèse 70 grammes ; elle est nettement fibromateuse.

Suites opératoires. — Une fois transporté dans son lit, le malade se réveille bien, mais il est très affaibli. L'hémorragie opératoire a été ,en effet, assez abondante. On essaye de le remonter par un litre de sérum et des piqûres d'éther. Un moment après, on s'aperçoit qu'il s'écoule goutte à goutte, par la plaie, du sang presque pur. A 2 heures de l'après-midi, comme cette hémorragie semble n'avoir aucune tendance à s'arrêter, le malade est de nouveau anesthésié. La plaie est mise à nu ; il s'agit d'une hémorragie en nappe, car, malgré une recherche minutieuse, on ne peut découvrir une artère qui saigne. On se décide alors à tamponner fortement avec des éponges imbibées de ferripyrine : deux petites éponges sont placées de chaque côté de l'urètre, et une plus grosse en avant. Pendant les tentatives d'hémostase, plusieurs points de la suture urétrale ont lâché. On peut, du reste, constater qu'ils tiennent peu. Le malade est très pâle et très affaibli. On lui fait encore 1 litre de sérum. On le revoit plusieurs fois dans la journée et dans la nuit, il s'est un peu remonté. L'hémorragie s'est arrêtée, mais la sonde ne fonctionne pas. Deux lavages ont été faits, donnant issue à un liquide très rouge. Ce n'est que le surlendemain que l'urine a commencé à sortir par la sonde.

Les éponges ont été enlevées le premier et le deuxième jour après l'opération et l'on a constaté alors que la plaie était recouverte de lambeaux sphacélés ; peut-être est-ce dû à la ferripyrine ? Lavages abondants au permanganate et à l'eau oxygénée.

6 avril. — Le malade a eu, ces jours derniers, plusieurs frissons ; la température axillaire est montée à 39°7. Il s'est plaint, en outre, de souffrir dans les reins ; le rein droit n'était pas accessible, mais il semblait que la région rénale gauche était pleine. Aujourd'hui, le malade va mieux, il n'a plus de frissons et la température est revenue à la normale. La plaie est en bon état, mais la sonde ne fonctionne pas très bien ; elle ne donne issue qu'à 300 à 900 grammes d'urine.

7 avril. — On se décide à enlever la sonde. L'état général est bon, l'appétit est revenu et la langue est humide.

14 avril. — Les urines passent toujours par la plaie, mais

le malade ne se mouille presque pas, car il urine volontairement par sa plaie, toutes les deux heures environ. Un cathétérisme a été tenté sans succès avant-hier, avec une béquille et avec une Nélaton. Les urines sont un peu louches.

19 avril. — Une béquille n° 17 passe facilement ce matin. Pas de résidu dans la vessie. On laisse cette sonde à demeure jusqu'au 22 et, à partir de ce jour, la miction par la verge commence à revenir et, le 30 avril, toute l'urine passait par les voies naturelles.

2 mai. — Le malade part aujourd'hui absolument guéri. Il urine la nuit deux à trois fois et le jour toutes les trois heures. Le jet est puissant, projeté à 70 centimètres. Sondé après la miction, on ne trouve pas de résidu. La capacité vésicale atteint 160 grammes. Les urines sont encore un peu louches. La plaie périnéale est à peu près cicatrisée ; dans tous les cas, elle est complètement étanche, elle ne laisse pas passer une goutte d'urine. Quant à l'état général, il est excellent, la langue est bonne, l'appétit est revenu, seules les selles ne sont pas encore bien régularisées. Pas de douleur au niveau des reins.

Le malade est revu le 21 et le 30 mai. Il continue à aller très bien. Le cathétérisme est facile avec une sonde de Nélaton n° 19. Il n'y a pas de résidu. La capacité vésicale est montée à 180 grammes. Les urines sont parfaites. Il n'y a pas d'incontinence. Le malade urine trois à quatre fois la nuit (de 8 heures du soir à 5 heures du matin) et le jour toutes les trois heures. Son état général est toujours excellent; la constipation a totalement disparu, les selles sont quotidiennes.

Fin novembre 1903 (sept mois après l'opération). — Mictions : la nuit, couché à 8 heures et levé à 4 h. 1/2, urine trois fois, exceptionnellement quatre fois. Au début de la nuit, peut attendre jusqu'à minuit sans pisser.

Le jour, urine toutes les deux heures.

Pas d'incontinence.

Urine absolument limpide. Pas d'albumine.

Reins non accessibles.

En raison de l'état excellent des mictions et de l'urine, un cathétérisme est jugé superflu et nous ne nous sommes pas cru autorisé à le pratiquer.

Etat général excellent. A engraissé de 15 kilogrammes.

N'a pas eu de coït depuis dix ans au moins.

10 février 1904. — Continue à aller très bien. Pèse 100 kilogrammes.

OBSERVATION VIII (15e prostatectomie)

DIAGNOSTIC ET RÉSUMÉ : *Hypertrophie de la prostate datant de cinq ans. — Rétention chronique complète depuis trois ans. — Se sonde trois à sept fois par jour. — Urines modérément troubles. — Hématurie en mai 1902, suivie de cystostomie sus-pubienne. — Prostatectomie périnéale. — Deux petits calculs dans la vessie. — Amélioration : résidu, 95 grammes. — Urines limpides.*

C..., soixante-neuf ans, ecclésiastique, demeurant à Vernaison, rentre le 23 mai 1903, salle Saint-Louis, chambre n° 6, pour y subir la prostatectomie.

Ce malade n'a aucune affection grave dans ses antécédents. Les troubles urinaires remontent à 1898 et il a déjà fait deux séjours à l'hôpital Saint-Joseph. La première fois, en avril 1900, il était rentré pour rétention presque complète avec distension ; la vessie remontait jusqu'à l'ombilic et l'état général baissait peu à peu. On vida la vessie progressivement, il fallut cinq jours pour cela. A partir de ce moment, la rétention a été absolument complète, mais l'état général s'était amélioré et l'appétit était revenu. Les urines étaient claires. On le sondait deux fois par jour et l'on retirait des quantités d'urine variant de 230 à 750 grammes. Il quitta le service le 8 mai 1900.

Il rentre de nouveau le 14 mai 1902. Depuis son départ,

c'est-à-dire depuis deux ans, il se sonde trois à quatre fois par jour, et même jusqu'à sept fois, avec une sonde de Nélaton. Il n'a aucune miction spontanée, l'état général est bon. Il vient faire un nouveau séjour, parce que la veille, en se sondant, il s'est fait saigner. Voyant que l'hémorragie, au bout de quinze jours, n'a pas de tendance à s'arrêter, M. Rafin se décide à intervenir. Du reste, les forces du malade commencent à faiblir et, à plusieurs reprises, il a eu des poussées fébriles violentes. Le 4 juin, on fait une cystostomie sus-pubienne et, le 30 juillet, le malade partait, mais la plaie hypogastrique n'était pas cicatrisée ; toute l'urine passait par là.

Enfin, le malade revient le 23 mai 1903 pour se faire opérer. La fistule hypogastrique est fermée depuis huit à quinze jours. L'urine est modérément trouble, l'état général se maintient bon. Mais la rétention reste complète, pas de miction spontanée. Le malade a continué à se sonder régulièrement. La prostate est saillante, augmentée de volume et grosse comme une mandarine, de consistance dure.

26 mai 1903. — *Intervention par* M. Rafin. *Prostatectomie périnéale.* — Anesthésie au Billroth, sans incident. Après lavage de la vessie, incision à convexité antérieure d'un ischion à l'autre. Section du tissu cellulo-graisseux sous-cutané très abondant et du raphé ano-bulbaire. Dissection et isolement du bulbe. On aperçoit de chaque côté les muscles transverses superficiels, plus profondément les releveurs de l'anus et, au fond de cet intervalle musculaire, le muscle recto-urétral, tendu verticalement et nettement visible. On sectionne cette formation musculo-fibreuse à petits coups de ciseaux, non sans avoir au préalable introduit le doigt dans le rectum, pour constater l'intégrité de cet organe. On pénètre alors dans l'espace décollable et, après refoulement du rectum par la grande valve, la prostate apparaît nettement, mais ne s'abaisse guère. Elle est très haut située. Incision de la capsule sur la ligne médiane et décortication facile. Il y a, à ce moment, une hémorragie en nappe assez abondante.

Section de l'urètre prostatique sur la ligne médiane. On sépare l'urètre de la prostate par dissection aux ciseaux, sans le léser le moins du monde, pas plus, du reste, que l'urètre membraneux. Extirpation du lobe droit ; la glande étant très friable, ce lobe est enlevé par morcellement. Le lobe gauche est extirpé de même, mais en deux ou trois fragments seulement. On introduit alors le doigt dans la vessie, sans que cette manœuvre entraîne de déchirure du col ; il n'y a pas de lobe saillant dans la vessie, mais on constate la présence d'un bas-fond très marqué derrière la prostate. On accroche le bord du col avec le doigt, néanmoins l'urètre prostatique s'abaisse médiocrement. Une sonde introduite dans la vessie permet de sentir un calcul. Avec les tenettes, on ramène deux calculs de la grosseur d'un pois et l'on fait un abondant lavage pour entraîner les débris calculeux qui pourraient rester.

Le canal, débarrassé de la prostate, est très grand, et forme comme deux grandes lèvres qu'on résèque partiellement pour faciliter la suture. Après la mise en place d'une sonde en soie n° 26, on fait la suture de l'urètre au catgut Repin. On termine enfin par le tamponnement de la cavité avec des mèches de gaze imbibées de ferripyrine.

La prostate enlevée pèse 57 grammes, elle est molle et friable.

Suites opératoires. — Les mèches ont été enlevées, comme d'habitude, au bout de quarante-huit heures. Il n'y a pas eu d'hémorragie et la sonde a bien fonctionné. Pendant une huitaine de jours, les urines sont restées sanguinolentes, mais les lavages les ont rapidement éclaircies. L'état général du malade s'est maintenu bon.

La sonde à demeure a été enlevée le neuvième jour après l'opération, c'est-à-dire le 4 juin, et la miction spontanée est revenue immédiatement, mais le cathétérisme était impossible, soit avec une Nélaton, soit avec une béquille.

Le malade quitte le service le 20 juin, urinant toutes les heures et demie ou deux la nuit, toutes les deux heures le jour. Les mictions se font sans difficulté. La plaie périnéale est à peu près cicatrisée et ne laisse point passer d'urine. Il n'y a pas d'incontinence. On ne peut toujours pas introduire une Nélaton ou une béquille ; on n'insiste pas car, par la percussion, la vessie paraît vide. Les urines sont toujours un peu troubles. L'état général est bon, bien que l'appétit soit médiocre. Néanmoins, la langue est humide, les selles sont régulières (pas de constipation avant l'opération). Le malade présente, en outre, des phénomènes d'agitation nerveuse, dont il est un peu coutumier.

Nous avons revu le malade aux époques suivantes :

16 juillet. — Il continue à aller bien ; il urine toutes les deux heures le jour ; la nuit, il peut rester de une à trois heures sans uriner. Toujours pas d'incontinence. Les urines sont encore troubles, sans odeur, alcalines.

On a pu aujourd'hui pratiquer un cathétérisme donnant issue à un résidu de 75 grammes.

20 août. — Mictions toutes les heures et demie ou deux. La capacité vésicale atteint 320 grammes ; on ne peut passer qu'une sonde de Nélaton n° 12, on trouve un résidu de 225 grammes. On passe alors très facilement des Béniqué jusqu'au n° 44, mais on n'a pas la sensation de liberté que donne l'arrivée dans la cavité vésicale ; peut-être est-on arrivé à l'entrée de la vessie. L'état général est bon, l'appétit est suffisant ; le malade, qui, autrefois, avait une soif excessive, ne s'en plaint plus maintenant. Enfin, la plaie périnéale est cicatrisée. Quant à la plaie hypogastrique, qui s'était rouverte les premiers jours après l'opération, de façon à constituer une toute petite fistule, elle semble bien cicatrisée actuellement.

25 août. — Même nombre de mictions. Résidu, 80 grammes; le malade a uriné immédiatement avant 140 grammes. On passe des Béniqué de 40 à 60, avec un petit ressaut à l'entrée de la vessie. L'urine est toujours louche.

27 août. — Amélioration sensible ; le résidu n'est que de

50 grammes aujourd'hui. On passe un Béniqué n° 56. L'urine est également améliorée.

Le toucher rectal fait constater que la région prostatique est assez souple ; il semble qu'il y ait un peu de tuméfaction du côté gauche.

17 octobre. — L'état du malade se maintient satisfaisant. L'appétit est bon, il n'y a pas de constipation. Il urine le jour toutes les deux heures et demie, parfois toutes les quatre heures, et même davantage. Couché à 7 h. 1/2, il se lève à 10 heures et à minuit, puis toutes les heures jusqu'à 5 heures du matin. Les mictions sont faciles, avec un jet suffisant. Le cathétérisme est facile avec une sonde de Nélaton n° 18, mais on trouve un résidu de 95 grammes ; peut-être le malade n'a-t-il pas assez fait d'efforts pour uriner complètement avant le cathétérisme. L'urine est un peu louche, sans odeur.

24 novembre 1903. — Invité à venir se montrer, le malade écrit « qu'il viendrait volontiers, mais il est heureux de dire qu'il va aussi bien que possible ; les urines sont claires et l'état normal ».

17 février 1904. — Va bien. Quatre mictions la nuit pour 1 litre 1/2 ; cinq le jour pour 1 litre 1/2.

OBSERVATION IX (16e prostatectomie)

DIAGNOSTIC ET RÉSUMÉ : *Prostatisme depuis deux ans. — Calcul. — Lithotritie en 1902, suivie d'urétrite, d'orchite, d'abcès périnéaux. — Rétention chronique complète sans distension depuis deux ans. — Urines purulentes. — Prostatectomie périnéale. — Mort le quatrième jour.*

X..., soixante-dix ans, pharmacien, rentre à l'hôpital Saint-Joseph, salle Saint-Louis, chambre n° 5, le 28 mai 1903, pour dysurie et pyurie.

Il n'y a rien de particulier à noter dans ses antécédents

généraux. Personnellement, il a toujours joui d'une bonne santé. Il y a deux ans, il a eu du sable dans les urines et, au mois de juillet 1902, il fut lithotritié par M. X... Il eut, à la suite de l'opération, de l'urétrite, une orchite double, un abcès périnéal et de la phlébite ; il maigrit considérablement et se releva à grand'peine.

L'affection actuelle remonte à deux ans ; elle débuta par de la pollakyurie, qui s'installa assez brusquement, et fut suivie, quelque temps après, de rétention complète. Le malade essaya de se sonder lui-même, sans pouvoir y arriver ; il se blessa le canal, ce qui détermina une urétrorragie assez abondante. Un médecin pratiqua alors le cathétérisme et donna issue à des urines louches, non sanglantes. Enfin, dans le courant du mois de juillet 1902, il eut deux hématuries, du reste peu abondantes, et c'est à ce moment que M. X... fit la lithotritie signalée plus haut. Le malade resta trois mois au lit, pendant lesquels il perdit, dit-il, 22 kilogrammes. Mais il se releva peu à peu. Il y a presque deux ans, en somme, depuis son accès de rétention, qu'il se sonde régulièrement quatre fois par jour et se fait un lavage quotidien.

Actuellement :

Mictions : Il n'y a pas de miction spontanée ; le malade n'émet que quelques gouttes après beaucoup d'efforts. Il se sonde deux fois le jour et deux fois la nuit.

Urines : Très troubles. Réaction acide. Odeur un peu forte. Ni sucre, ni albumine.

Urètre et périnée : Légère fistule anale (qui sera incisée à l'occasion de la prostatectomie). Cathétérisme avec Nélaton n° 18.

Vessie : Un peu distendue. Rétention complète.

Prostate : Augmentée de volume ; le lobe droit surtout fait une saillie très marquée.

Reins : Non accessibles, non douloureux à la palpation.

Testicules : Rien de particulier. Hernie inguinale double.

Etat général : Assez bon, mais un peu de faiblesse. Rien au cœur ni aux poumons. En raison de quelques difficultés de cathétérisme, le malade ne fut pas soumis à un examen un peu prolongé, mais opéré, pour ainsi dire, d'urgence.

30 mai 1903. — *Opération par* M. Rafin. *Prostatectomie périnéale.* Anesthésie au Billroth, sans incident. Lavage de la vessie. Incision habituelle de la prostatectomie. Dissection du tissu cellulaire sous-cutané et section du raphé ano-bulbaire au ras du bulbe. On découvre rapidement le muscle recto-urétral qui est sectionné et l'on pénètre dans l'espace décollable. La prostate apparaît bientôt assez haut située et s'abaissant très peu, malgré la mise en place de la grande valve. Incision de la capsule sur la ligne médiane et décortication facile. Ouverture de l'urètre ; on extirpe le lobe droit, mais en partie seulement, car la loge n'est pas vide. Le lobe gauche est enlevé en deux fragments, un premier gros comme une noix et un second ayant l'aspect d'un fibrome bien localisé. L'urètre prostatique a été sculpté aux ciseaux et nullement lésé ; de même, l'urètre membraneux n'a souffert en rien. Le doigt est alors introduit dans la vessie et permet de se rendre compte qu'il n'y a pas de lobe saillant, mais il sent des débris prostatiques à droite. On les enlève aux ciseaux. Le lavage de la vessie à la sonde de Reverdin fait sortir deux calculs allongés, très petits.

Restauration de l'urètre par quatre points de suture au catgut Repin, mais, au préalable, on a réséqué une partie des parois du canal, qui semblaient exubérantes, et, enfin, introduit une sonde en soie n° 24. Tamponnement de la plaie à la gaze ferripyrinée.

L'hémorragie n'a pas été très considérable et le rectum est indemne. La prostate enlevée pèse 44 grammes.

Suites opératoires. — 31 mai. — Il y a eu une hémorragie assez abondante. 2 litres de sérum ont été injectés à l'opéré, qui est très faible et a eu plusieurs vomissements. On lui a fait, hier au soir et la nuit dernière, deux piqûres de 5 milligrammes de morphine, car il se plaignait de souffrir de la vessie.

1er juin. — Nouvelle injection de 5 milligrammes de morphine et ablation des mèches absolument in 'olore. Etat stationnaire. Les vomissements persistent.

2 juin. — Le malade a eu encore des vomissements, ou plutôt des efforts pour vomir. Il est très affaibli, il reste demi-assis sur son lit sans mouvement, répondant aux questions qu'on lui pose, sans aucun délire. On reprend l'alimentation car on commence à être inquiet de cette faiblesse. Dans la soirée, il a une syncope, le pouls est très faible, petit, parfois non perceptible. Le malade se refroidit peu à peu, mais il présente le même aspect : yeux ouverts, pupilles non dilatées, intelligence lucide ; il a cependant un peu d'essoufflement. Un lavage de la vessie s'effectue très bien, il n'y a pas d'hémorragie. Enfin, à 10 heures du soir, il tombe dans le coma et meurt à 4 heures du matin, malgré trois injections d'éther, 80 centigrammes de caféine et 1 litre de sérum.

Autopsie. — A l'ouverture de l'abdomen, on ne trouve pas de sérosité dans la cavité péritonéale. On remarque seulement que les anses intestinales sont un peu rouges et présentent par places de véritables suffusions hémorragiques. Mêmes phénomènes sur les faces antérieures du psoas, surtout à gauche. A noter également que la couche graisseuse sous-cutanée présentait une épaisseur remarquable. Le mésentère et l'épiploon étaient aussi très graisseux et les reins plongeaient dans une atmosphère adipeuse très abondante.

Les organes génito-urinaires sont enlevés en une seule pièce. L'urètre est fendu sur sa paroi supérieure, suivant toute sa longueur, à partir de son extrémité pénienne. Rien de particulier sur la portion pénienne. On arrive à la région prostatique. Là, on voit les points de suture faits pendant l'opération. Les lèvres de l'urètre saisies entre les doigts, présentent une épaisseur assez considérable. A la face inférieure, on trouve l'espace laissé vide par l'ablation de la prostate. Il y a là une véritable loge, la glande a été bien enlevée complètement, sauf la partie adhérente à l'urètre. Au niveau du col de la vessie, il y a une légère saillie, formée non par du tissu prostatique, mais par la muqueuse ; en arrière, bas-fond assez accentué. Rien de particulier dans la vessie, si ce n'est la présence de colonnes très accusées. Pas de calcul, pas de perforation.

Les uretères ne sont pas dilatés.

Les *reins* sont entourés d'une atmosphère graisseuse très abondante et adhérente des deux côtés.

Le *rein droit* est atrophié, rouge. Poids, 95 grammes. Décortication facile. A la coupe, la substance médullaire a presque complètement disparu et est envahie par de la graisse.

Le *rein gauche* est plus volumineux, il pèse 185 grammes. La décapsulisation est facile. A la coupe, on constate que les calices sont très légèrement dilatés.

Aucune trace de suppuration dans les reins.

Cœur : Surcharge graisseuse. Plaques laiteuses très nettes sur la face antérieure. Pas d'épanchement dans le péricarde. Pas de lésions valvulaires.

Rate petite, atrophiée.

Poumons : Pas d'emphysème, pas de dilatation bronchique, pas de lésions anciennes de tuberculose. Pas d'épanchement dans les plèvres, mais un peu d'adhérence des deux feuillets.

OBSERVATION X (20e prostatectomie)

DIAGNOSTIC ET RÉSUMÉ : *Hypertrophie de la prostate. — Début il y a dix ans. — Rétention complète sans distension depuis trois ans. — Sonde à demeure depuis un an. — Urines purulentes. — Prostatectomie périnéale. — Deux calculs vésicaux. — Guérison. — Résidu 20 grammes. — Urines encore troubles.*

Ch..., Jean-Marie, soixante-neuf ans, cultivateur à Saint-Maurice-le-Châteauneuf (Saône-et-Loire), rentre salle Saint-Irénée, n° 1, le 19 octobre 1903, pour hypertrophie de la prostate.

Rien de particulier à noter dans ses antécédents héréditaires. Personnellement, il a toujours joui d'une bonne santé, il n'a pas d'antécédents spéciaux : ni blennorragie, ni syphilis, ni coliques néphrétiques, jamais de sable dans les urines.

Il y a dix ans que les troubles urinaires ont débuté par de la dysurie et de la pollakyurie diurne et nocturne. Le malade se sonde depuis trois ans régulièrement de quatre à six fois par jour et la rétention est complète. Avant cette époque, il avait des difficultés pour uriner, mais il pouvait uriner.

Enfin, depuis un an, il garde la sonde à demeure, car l'introduction en est souvent pénible ; il aurait eu, l'année dernière, une hématurie assez abondante. Quand il reste un jour ou deux sans la sonde à demeure, il doit se sonder cinq à six fois par jour et la rétention est complète. Il a également une orchite à gauche à répétition ; il n'aurait jamais eu d'accès de fièvre.

Voici l'état du malade au moment où il arrive à l'hôpital :

Il n'y a pas de miction spontanée, il a la sonde à demeure, et, malgré cela, il ressent des envies d'uriner tous les trois quarts d'heure, la nuit comme le jour. Ces besoins d'uriner s'accompagnent de douleurs très vives.

Urines : Très troubles. Odeur forte, réaction faiblement acide, gros disque d'albumine, pas de sucre.

Urètre : Libre.

Vessie : Non distendue. Capacité, 250 grammes.

Examen cystoscopique : Pratiqué le 28 octobre 1903. — Vessie à cellules, on trouve trois calculs, l'un situé au plafond, l'autre plus petit, accolé contre la prostate, en bas et à droite, et un troisième de faible dimension.

Prostate : Moyennement grosse, dure, sans bosselure.

Reins : Non accessibles, non douloureux à la palpation.

Testicules : A gauche, la queue de l'épididyme est indurée, elle est de la grosseur d'une noisette.

A droite, la queue de l'épididyme est augmentée de volume ; à ce niveau, fistulette par où s'écoule un peu de pus de temps en temps.

Etat général : Assez bon. L'appétit est conservé, la langue est humide. Rien aux poumons ni au cœur.

30 octobre 1903. — Depuis son entrée, le malade reste couché avec la sonde à demeure.

31 octobre. — *Opération par* M. Rafin. *Prostatectomie périnéale.* Après lavage de la vessie et mise en place d'une sonde à béquille, incision habituelle. Le décollement du rectum et de l'espace recto-prostatique se fait bien ; l'urètre membraneux est mis à nu, mais non lésé. L'hémorragie est modérée pendant ce temps.

Incision de la capsule sur la ligne médiane ; le décollement est fait avec soin, sans trop de difficultés, et poussé bien à fond de chaque côté et même en avant de l'urètre.

La prostate est sectionnée et le lobe droit et le lobe gauche sont extirpés à l'ordinaire. Le lobe droit vient d'une pièce, le lobe gauche en deux fragments. Puis on excise aux ciseaux un fragment situé en arrière et en haut. Le doigt, introduit dans la vessie, sent l'urètre parfaitement souple, sans lobe rétro-vésical saillant. On extrait alors deux calculs, le petit sans difficultés, le second lentement, prudemment, pour ne pas déchirer le col de la vessie. Celui-ci est intact, mais l'urètre, qui avait été lésé dans sa partie supérieure, se déchire complètement. Le calcul est, du reste, très gros. Grand lavage de la vessie. A ce moment, la plaie de l'urètre est limitée par deux vastes lèvres, doublées d'un peu de tissu prostatique ; on résèque une languette de chaque côté. On ne trouve pas le troisième calcul, et on pense que, vu son faible volume, il a été entraîné par le lavage.

Sonde à demeure et drain périnéal. Pas de suture de l'urètre.

La prostate enlevée pèse 75 grammes ; elle a l'aspect nettement lobulé.

Les calculs pèsent 52 grammes.

A noter que l'urètre membraneux est resté intact, que l'urètre prostatique a été fendu sur toute sa longueur, que l'orifice de la vessie n'a pas été déchiré, mais que le doigt y pénètre largement, sans ressentir la moindre constriction.

Suites opératoires. — 3 novembre. — Le malade va bien, quoiqu'il soit faible, la langue est humide. Il a eu du hoquet hier dans la soirée et dans la nuit, il l'avait déjà eu chez lui pendant deux ou trois jours il y a deux ou trois mois. L'urine passe en partie par la sonde, en partie par le drain et en partie par la plaie. On enlève aujourd'hui les mèches et le drain périnéal. La plaie a bon aspect.

5 novembre. — L'urine passe en très grande partie par la sonde et, au moment du lavage, la vessie fait déjà réservoir. L'urine est toujours sale.

12 novembre. — L'urine passe en partie par la plaie, en partie par la sonde ; elle est encore notablement purulente, mais tend cependant à s'améliorer. L'état général est bon, l'appétit commence à revenir.

17 novembre. — Pendant les lavages de la vessie, on peut injecter une seringue sans que rien ne sorte par la plaie. Depuis deux jours, la plaie est étanche. Aussi, on enlève la sonde aujourd'hui, dix-huitième jour après l'opération. L'urine s'améliore un peu, mais elle est encore trouble.

18 novembre. — Toute la soirée d'hier et toute la nuit, l'urine a complètement passé par la plaie.

Ce matin, la miction s'est effectuée tout entière par la verge il n'y a eu qu'un suintement insignifiant par le périnée. Le malade se sent bien uriner ; il ne souffre pas, il éprouve seulement une légère cuisson, mais il perd involontairement ses urines. Ce soir, au contraire, c'est par la plaie que s'est effectuée la miction ; quelques gouttes seulement sont sorties par la verge.

24 novembre. — La miction spontanée est revenue. Le malade urine toutes les heures et demie ou toutes les deux heures, la nuit comme le jour. Un cathétérisme pratiqué ce matin facilement, avec une sonde de Nélaton n° 18, amène un résidu de 40 grammes, assez trouble. Il n'y a pas d'incontinence. Encore un peu de constipation. L'état général est excellent.

Ce matin, a émis de petits graviers.

29 novembre. — Le malade a éprouvé tout le jour de très grandes difficultés pour uriner ; dans la soirée, il expulse enfin un gros gravier.

10 décembre. — Le malade va bien ; l'état général est bon.

La plaie est à peu près complètement cicatrisée ; il ne persiste qu'un petit bourgeon charnu.

Les mictions sont redevenues faciles ; mais le besoin est assez fréquent ; il ne peut rester plus d'une heure et demie sans uriner, la nuit comme le jour.

Cathétérisme facile avec une Nélaton. Le résidu atteint 10 grammes à peine, sans odeur, assez trouble, mais bien moins que l'urine émise spontanément.

Capacité vésicale : 140 grammes.

Il n'y a pas d'incontinence proprement dite ; mais, quand le malade tousse, il perd quelques gouttes.

14 décembre. — Le malade sort dans le même état.

31 janvier 1904. — Revient se montrer. Etat général bon. Résidu : 20 grammes. Capacité : 230 grammes. Cinq à sept mictions le jour pour 3/4 de litre à 1 litre. Six à sept mictions la nuit pour 1000 à 1200 grammes. Urine trouble, un peu alcaline, albumine. Reins non accessibles. Plaie périnéale complètement cicatrisée. Au toucher rectal, un peu d'induration en haut. Au cystoscope, cellules très marquées ; saillies très nettes autour du col ; il y a une dépression en arrière de la prostate. Pas de calculs.

Depuis 1900, ni coït, ni érection.

Les cinq malades, qui constituent le second groupe, forment donc une classe bien à part. Tous ont été opérés dans des conditions identiques ; ils étaient rétentionnistes complets, c'est-à-dire qu'ils ne pouvaient pas émettre une seule goutte d'urine sans la sonde. L'ancienneté de cette rétention est du reste variable ; elle date chez l'un de un an, chez l'autre de six mois, chez le troisième de trois ans, chez le quatrième de deux ans et chez le dernier de trois ans. Trois d'entre eux se sondaient de quatre à sept fois par vingt-quatre heures, un autre (obs. VII) toutes les heures. Le cinquième enfin gardait la sonde à demeure depuis un an. Aussi, comme on pouvait le prévoir, leurs urines étaient troubles ; mais, chez aucun il ne semblait y avoir de retentissement du côté des reins; leurs reins n'étaient ni accessibles, ni douloureux à la palpation, et celle-ci ne déterminait pas de réflexe pyélo-vésical. Ces malades, sauf le dernier, avaient tous un passé urinaire assez chargé; l'un (obs. VI) s'était fait deux fausses routes, l'autre (obs. VII) avait eu deux rétentions aiguës, des orchites à répétition et enfin il avait été lithotritié. Un troisième (obs. VIII) avait eu également une rétention aiguë et des hématuries, qui nécessitèrent une cystostomie. Enfin, le quatrième (obs. IX) avait subi une lithotritie, à la suite de laquelle il avait eu une urétrorragie, une orchite double et des abcès périnéaux. Nous ajouterons encore que, chez deux de ces malades (obs. VI et IX), l'état général était mauvais.

La prostatectomie, pratiquée sur ces malades, n'a rien présenté de particulier en tant qu'opération. Les prostates enlevées pesaient 45, 70, 57, 44 et 75 grammes, et, chez quatre d'entre eux (obs. VII, VIII, IX, X) on a trouvé des calculs dans la vessie.

Chez trois opérés (VII, VIII et IX), on avait mis une sonde à demeure ; chez un seul (VI), on avait fait du drainage cysto-périnéal ; ce drain fut enlevé le huitième jour et, immédiatement après, on put introduire facilement, sans le secours du mandrin, une sonde à demeure ; au bout de dix-huit jours, on l'enleva, mais la miction ne revint que lentement ; les urines passaient presque toutes par le périnée, bien que l'on ait introduit plusieurs fois des Béniqué. Pour éviter au malade d'être continuellement mouillé, on lui mettait la sonde à demeure la nuit. Enfin, ce n'est qu'à peu près deux mois après l'opération que l'opéré ne perdit plus ses urines par le périnée et que la miction redevint normale, avec des résidus insignifiants. Notre dernier malade (obs. X) eut le double drainage : urétral et cysto-périnéal.

Chez un opéré (obs. VII), nous relevons un accident post-opératoire ; il s'agit d'une hémorragie. Le malade, très affaibli par l'hémorragie opératoire, était déjà transporté dans son lit quand on s'aperçut que sa plaie saignait d'une manière inquiétante. On fut obligé, comme nous l'avons noté dans l'observation, de tamponner la plaie avec des éponges. La sonde fut enlevée le dixième jour et la miction revint bientôt, puisque le 30 avril, c'est-à-dire trente-deux jours après l'opération, le malade ne perdait plus une goutte par le périnée et n'avait point de résidu.

Un autre (obs. VIII) garda la sonde neuf jours seulement, car il la supportait difficilement, néanmoins la miction spontanée se rétablit immédiatement ; mais avec des résidus qui persistent encore et sont assez élevés (50 à 90 grammes).

Le dernier malade de cette catégorie, enfin, garda la sonde dix-sept jours ; le drain avait été enlevé le troisième jour.

Si nous considérons les résultats chez quatre d'entre eux, car nous en laissons un de côté à dessein, nous pouvons dire qu'ils sont excellents. En effet, au moment où ils ont été opérés, ils n'émettaient pas une seule goutte d'urine spontanément et, maintenant, tous les trois urinent spontanément, le premier[1] a trois ou quatre mictions le jour, et deux à trois la nuit ; le second toutes les trois heures le jour et deux ou trois la nuit; le troisième et le cinquième toutes les deux heures et demie environ. Le troisième seul conserve encore des résidus ; chez les autres, ils sont nuls ou à peu près.

Enfin, ils n'ont pas d'incontinence ; le dernier seul (obs. X), perd quelques gouttes insignifiantes, mais quand il tousse seulement ; il avait eu de l'incontinence plus accentuée les premières semaines qui suivirent l'opération. Quant aux urines, très sales avant l'intervention, elles sont actuellement limpides chez trois, et louches chez un (obs.X) Elles ont donc été améliorées.

Reste enfin le quatrième opéré (obs. IX). C'est là un cas malheureux, terminé par la mort. C'était un malade très affaibli, infecté à fond, qui avait présenté en somme toute la gamme des complications prostatiques : urétrite, orchite, abcès périnéaux, etc.

L'opération s'exécuta d'une manière normale, et l'hémorragie opératoire ne fut pas très considérable. Mais la plaie se mit à saigner assez abondamment,

[1] Ce malade est mort sept mois après l'opération ; nous n'avons pas encore de renseignements sur les causes de la mort.

quand le malade fut transporté dans son lit. Que l'on invoque cette hémorragie ou le choc opératoire, ou le centigramme et demi de morphine qu'on lui injecta en trois fois, il n'en est pas moins vrai que l'opéré ne put pas se relever, malgré le sérum, l'éther, la caféine, etc., et il s'éteignit doucement le quatrième jour après l'opération. Nous avons pu faire son autopsie, ainsi qu'on l'a vu. Ce qui nous a frappé tout d'abord, c'est l'abondance de graisse que nous trouvâmes chez ce malade très amaigri. La couche sous-cutanée présentait une épaisseur considérable, et le mésentère, l'épiploon et l'atmosphère celluleuse des reins étaient envahis par une graisse très abondante. Ce fait du reste n'est point rare ; on le rencontre souvent chez les vieux urinaires infectés. Comme lésions importantes et qu'on peut invoquer pour expliquer la mort de notre opéré, nous ferons remarquer seulement l'état des reins ; ils présentaient, en effet, des lésions évidentes ; l'un, le droit, était très petit, atrophié, avec disparition presque complète de la substance médullaire, qui était remplacée par de la graisse ; l'autre, le gauche, était au contraire volumineux ; mais la substance médullaire était ici aussi très diminuée, et les calices étaient dilatés. En somme, ces reins ne fonctionnaient que d'une manière très imparfaite.

Cette autopsie nous a permis, en outre, de nous rendre compte de l'état de la région après l'opération. C'est ainsi que nous avons pu constater que l'ablation de la prostate laissait une véritable loge. Cette ablation était, du reste, complète ; les lèvres de l'urètre seulement présentaient une épaisseur considérable ;

la paroi urétrale n'avait pas été suffisamment sculptée dans le tissu prostatique. Il y avait également un bas-fond accentué et nettement délimité en avant, au niveau du col, par une saillie, uniquement muqueuse, ce lobe de la glande ayant été extirpé complètement.

TABLEAU B. — RÉTENTIONS COMPLÈTES CHRONIQUES

Nos D'ORDRE AGE	DÉBUT de la maladie Accidents antérieurs	ÉTAT AVANT L'OPÉRATION			DATE de l'opération	POIDS de la prostate enlevée	SONDE ou drain enlevé	FERMETURE de la plaie périnéale	ACCIDENTS post-opératoires	ÉTAT ACTUEL				OBSERVATIONS
		MICTIONS	URINES	Accidents divers						DATE du dernier examen	Résidu-miction	URINES	Urètre, reins état général	
Obs. 6. B..., 75 ans.	Début il y a 5 à 6 ans. 2 fausses routes.	Rétention compl. depuis 1 an. Se sonde 4 ou 5 fois par jour. Résidu : 400 gr.	Troubles.	Intermittences cardiaques. Phlébite de la saphène interne.	14 janvier 1903.	45 gr.	8e jour.	15 mars.		1er mai 1903. (3 mois 1/2 après l'opération.)	Résidu : 0. 2 à 3 mictions la nuit, 3 à 4 le jour.	Limpides.	Cathétérisme facile avec Nélaton 17. État général bon à sa sortie.	Mort sept mois après l'opération. Pas de renseignement sur les causes de la mort.
Obs. 7. F.., 70 ans.	Début il y a 14 ans. Deux rétentions aiguës à 60 ans et à 62 ans. Calcul vésical, lithotritié en 1902. Orchite droite en 1900. Orchite g. en 1902.	Rétention compl. depuis 6 mois. Se sonde toutes les heures et trouve résidu de 30 à 200 gr.	Très purulentes. Hématiq^{es}.	Calcul vésical.	28 mars 1903	70 gr.	10e jour.	7 mai.	Hémorragie post-opératoire. Fièvre et frissons avec gonflement du rein gauche pendant quelques jours.	10 février 1904. (11 mois après l'opération.)	Résidu : 0. 3 à 4 mictions la nuit, toutes les 3 heures le jour. Dernier cathétérisme le 30 mai.	Limpides.	Cathétérisme facile avec Nélaton 19. État général excellent.	Un calcul vésical a été enlevé pendant la prostatectomie.
Obs. 8. C..., 65 ans.	Début en 1898. Une rétent. aig. en 1900. Hématur., cystostom. en 1902.	Rétention compl. depuis 3 ans. Se sonde de 3 à 7 fois par jour.	Modérément troubles.		26 mai 1903.	57 gr.	9e jour.	Juillet.		17 février 1904. (9 mois après l'opération.)	Résidu : 95 Mictions : 4 la nuit, 5 le jour.	Limpides.	État gén. bon. Cathét. facile avec Nélaton 18.	Deux calculs gros comme un pois dans la vessie.
Obs. 9. M..., 70 ans.	Début il y a 2 ans. Urétrorragie en 1901. Lithotritie en 1902. Urétrite. Orchite double. Abcès périn.	Rétention compl. depuis 2 ans. Se sonde 2 fois le jour 2 fois la nuit.	Très troublee.		30 mai 1903.	44 gr.			Vomissements persistants.					Deux calculs allongés, très petits. Mort le quatrième jour.
Obs. 10. C.., 69 ans.	Début il y a 10 ans.	Rétention comp. sans distension. Sonde à demeure depuis 1 an.	Purulentes		31 octob.	75 gr.	Drain : 3e jour. Sonde : 17e jour.			31 janvier 1903. (3 mois après l'opération.)	Résidu : 20 gr. Mictions : 6 à 7 la nuit, 5 à 7 le jour.	Troubles.	État gén. bon. Cathét. facile avec Nél. 18.	Trois calculs de 52 gr. Sonde à demeure et drain périnéal.

TROISIÈME GROUPE. — Rétentions chroniques incomplètes.

OBSERVATION XI (2e prostatectomie)

DIAGNOSTIC ET RÉSUMÉ : *Hypertrophie de la prostate ; début en 1901. — Rétention incomplète chronique avec distension. — Jamais de rétention aiguë. — Se sonde lui-même quatre fois par jour. — Urines infectées. — Prostatectomie périnéale. — Perforation secondaire du rectum par escarrification. — Cicatrisation rapide de cette perforation. — Incontinence d'urine passagère. — Guérison : pas de résidu, urine limpide.*

S..., Antoine, soixante-quatorze ans, cultivateur à Francheville-le-Haut, entre, le 19 janvier 1903, à l'hôpital Saint-Joseph, salle Saint-Pierre, n° 7, pour difficultés et douleur de la miction.

Il n'y a rien de particulier à noter dans ses antécédents généraux ; il a toujours joui d'une bonne santé ; il a eu seulement la fièvre typhoïde dans sa jeunesse.

Ce malade n'accuse aucun antécédent spécial ; il n'a eu ni syphilis ni blennorragie, jamais d'hématurie, jamais de colique néphrétique, jamais de gravier dans les urines.

Affection actuelle. — Il y a un nombre d'années indéterminé que le malade se lève la nuit pour uriner. Mais, depuis un an environ, les mictions sont devenues plus fréquentes et douloureuses ; il urine la nuit de six à dix fois et, le jour, toutes les deux heures à peu près. En outre, pendant la miction, il souffre dans la vessie et dans l'urètre. Enfin, depuis un mois, la miction spontanée est à peu près nulle et il est obligé de se sonder trois fois le jour, une fois la nuit.

Au moment de son entrée, son état est le suivant :

Urine : Trouble, odeur forte, réaction indifférente, plutôt faiblement acide. Léger nuage d'albumine, pas de sucre.

Il y a un mois, il y aurait eu quelques-filets de sang dans l'urine.

Urètre : Un explorateur à boule n° 20 passe facilement, une Nélaton n° 17 passe très aisément.

Vessie : Résidu = 400 grammes. N'est pas douloureuse à la palpation et à la distension.

Capacité vésicale = 650 grammes.

Prostate : Un peu augmentée de volume, assez dure. De chaque côté, on sent comme un lobule un peu saillant.

Reins et uretères : A gauche, rein non douloureux, non accessible à la palpation, pas de réflexe pyélo-vésical. A droite, rein non accessible, non douloureux, mais la région se laisse moins bien déprimer et, de plus, il y a un léger réflexe pyélo-vésical.

Testicules : A gauche, orchite.

A droite, légère douleur à la palpation.

Etat général : Médiocre. Perte de l'appétit, langue sèche, soif, constipation habituelle.

29 janvier 1903. — Depuis son entrée, le malade est sondé trois fois par jour. Les résidus ont varié de 350 à 575 grammes. Le malade urine seul 900 à 1100 grammes.

L'urine est sensiblement plus claire, sans odeur, mais les dernières gouttes sont purulentes.

L'état général s'est amélioré. L'appétit est satisfaisant, la langue est humide.

L'orchite gauche est en voie de résolution. A droite, on sent une petite induration sous la queue de l'épididyme.

31 janvier 1903. — *Opération par* M. Rafin. *Prostatectomie périnéale.* En raison de l'orchite gauche et pour prévenir la droite, on commence par pratiquer la résection de 1 centimètre des deux canaux déférents. On prépare ensuite la ves-

sie, par des lavages boriqués, puis nitratés, avec une sonde à béquille n° 22. Le liquide ressort tantôt propre, tantôt sale, ce qui fait croire que le pus vient des reins et qu'il y a, par moments, de véritables décharges rénales. La béquille est alors remplacée par une sonde évacuatrice, qui servira tout à l'heure de désenclaveur.

Le malade est mis dans la position ordinaire : bassin relevé par un gros coussin, cuisses fléchies et écartées. Une mèche de gaze est introduite dans le rectum.

Incision de Zukerkandl d'un ischion à l'autre. On découvre bientôt le bulbe de l'urètre, qu'un aide tient fortement relevé, et l'on aperçoit le raphé ano-bulbaire, sous l'aspect d'une petite ligne blanchâtre antéro-postérieure. Section de ce raphé, puis du muscle recto-urétral. On arrive alors sur le bec de la prostate. Les deux index, introduits dans la plaie, cherchent et trouvent le plan de clivage prostato-rectal. Cette séparation faite et la paroi rectale déprimée par une valve, la prostate apparaît nettement ; en appuyant sur la sonde évacuatrice, un aide abaisse la glande d'une manière sensible.

Incision médiane de la capsule et amorcement aux ciseaux du décollement. Ce décollement se fait facilement des deux côtés et d'une manière complète. On fend alors la prostate sur la ligne médiane et, avec elle, la paroi inférieure de l'urètre sur une longueur de 2 centimètres environ. L'épaisseur de la prostate le long de l'incision paraît être de 1 centimètre au plus. La sonde métallique est retirée à ce moment de la vessie, et on pratique alors l'extirpation de la glande. Le lobe droit est ainsi extirpé presque en un seul morceau. Le lobe gauche est sectionné en plusieurs fragments, en suivant comme guide l'index gauche introduit dans la vessie. Toute la portion sous-vésicale de la prostate est extirpée de même ; on arrive, en particulier, à énucléer un véritable petit fibrome, de la grosseur d'une noisette. Quelques coups de ciseaux, enfin, achèvent de libérer la paroi urétrale.

L'exploration de la vessie avec le doigt n'a fait reconnaître la présence d'aucun calcul.

Restauration de l'urètre par trois points de suture au catgut Repin. Un drain est introduit dans la vessie et fixé par un catgut à la lèvre antérieure de l'incision cutanée. La suture de l'urètre a été facile, car, une fois l'ablation de la prostate faite, l'urètre prostatique est descendu presque au ras de la peau. Il faut remarquer, en outre, que la prostate contournait l'urètre et qu'après l'extirpation de la glande, on pouvait passer le doigt derrière l'urètre et le soulever comme une corde.

Après l'opération, le doigt est introduit dans le rectum ; on en constate l'intégrité, c'est-à-dire qu'il n'y a pas de perforation, mais il semble que la muqueuse soit dénudée.

On termine enfin par un tamponnement de la plaie, et l'on adapte au drain vésical un long tube de caoutchouc, destiné à plonger dans une cantine, pour éviter au malade d'être continuellement mouillé.

Pendant l'opération, l'hémorragie a été assez abondante, sans être inquiétante cependant.

La prostate enlevée pèse 30 grammes.

1er février. — Le malade va bien et n'a pas de choc ; il n'a pas vomi ni souffert. Le tube fonctionne bien, il donne issue à un liquide fortement hématique, mais qui s'éclaircit rapidement, sous l'influence d'un lavage.

Suites opératoires. — Le 4 février, c'est-à-dire le quatrième jour, on enlève les mèches du pansement ; elles ont un peu d'odeur. Le lendemain, on se rend compte *de visu* que les matières fécales passent par la plaie périnéale. Il y a donc perforation secondaire du rectum. Au toucher rectal, on sent, à une distance de 5 centimètres environ, une petite dépression en cul-de-poule, qui doit être l'orifice de la fistule. Cette perforation s'est rapidement cicatrisée ; le 9 février, les matières liquides seules sortaient par la plaie, et, le 14 février, on ne voyait plus rien sortir par cette plaie, même quand on injectait de l'eau dans le rectum.

Pendant les douze premiers jours, l'état mental du malade était bizarre : il avait du délire, il se levait plusieurs fois la nuit, il disait lui-même ne pas se rendre compte de ce qu'il faisait.

Le 7 février, c'est-à-dire le septième jour après l'opération, on enlève le drain vésical ; jusqu'à ce moment, on faisait trois lavages par jour au malade. Les urines sont satisfaisantes. Après l'ablation du drain, on met très aisément une sonde à béquille n° 22, qu'on laisse à demeure.

Le 10 février, on enlève la sonde à demeure. Le malade n'urine pas par l'urètre et n'en sent pas le besoin ; toute l'urine sort par le périnée, et un cathétérisme, pratiqué facilement, le 11 février, amène un résidu de 10 grammes seulement. L'urine est limpide, avec quelques gros filaments. On remet la sonde à demeure.

14 février (15 jours après l'opération). — L'état général est parfait ; le malade a depuis longtemps un appétit excellent. Les troubles mentaux n'ont duré que quelques jours ; ils étaient, du reste, légers. La plaie périnéale a bon aspect et se cicatrise rapidement.

22 février. — Rien de spécial à noter. Le malade a toujours la sonde à demeure, mais l'eau des lavages ressort toujours en assez grande quantité par la plaie. La sonde est enlevée le 25 février.

3 mars. — Le malade a de l'incontinence, surtout diurne, mais pas une goutte d'urine ne passe par la plaie, qui est à peu près cicatrisée. Il ne sent pas le besoin d'uriner, mais, quand on lui dit d'uriner, il arrive à avoir une miction. Etat général excellent.

12 mars. — Un mois et demi après l'opération, voici l'état actuel de l'opéré :

Mictions : Le malade ne sent pas le besoin d'uriner ; il perd toutes ses urines, moins cependant quand il est couché. Si l'on remplit sa vessie et qu'on retire la sonde, le liquide s'écoule à plein canal, sans que le sujet le sente et sans qu'il puisse retenir le jet.

Urines : Sont encore un peu troubles, acides, sans odeur spéciale.

Urètre : Les sondes de Nélaton ne passent pas, mais les sondes à béquille n° 20 passent très aisément.

Vessie : Résidu, quelques grammes (5 à 10).

Capacité, 175 grammes.

Contractilité bonne. Le malade étant dans le décubitus dorsal et sa vessie étant pleine, si l'on tient la sonde perpendiculairement, le liquide ressort avec un jet de 2 centimètres environ. En outre, quand le malade, debout, après que l'on a rempli sa vessie, urine involontairement, le jet est projeté à une distance de 60 centimètres.

Fonctions intestinales : Se font bien. Selle quotidienne.

Plaie : A peu près cicatrisée. Ne laisse passer ni matières fécales, ni urine.

Etat général : Excellent, bon appétit, langue humide.

17 mars. — Le malade, qui porte un urinal, quitte le service.

15 avril. — Le malade revient se faire voir. Etat à peu près stationnaire. Il perd toujours ses urines, mais davantage le jour que la nuit. Cependant, il sent quelquefois le besoin d'uriner, surtout le matin en se levant. Il urine devant nous 40 grammes. Les urines sont satisfaisantes, à peine un peu louches. Après cette miction, il est sondé : la vessie est vide. L'état général reste excellent : bon appétit, bonne langue, selles régulières. Plaie périnéale complètement cicatrisée.

29 avril. — L'incontinence persiste, diurne et nocturne. Le malade urine devant nous 200 grammes d'urine absolument parfaite, limpide. Le jet est puissant. Il arrête le jet pendant la miction et reprend ensuite très facilement. Il ne sent pas le passage de l'urine quand il la perd, mais il le sent quand il urine volontairement.

14 mai. — L'état général est toujours bon. L'incontinence semble diminuer un peu.

11 juin . — Le malade urine devant nous 300 grammes ; il ne perd donc pas beaucoup ses urines le jour. Les urines sont absolument limpides, aussi juge-t-on inutile de le sonder. Du reste, par percussion, la vessie paraît vide.

4 août. — Le malade est revu aujourd'hui ; il est très

amélioré, l'incontinence a à peu près complètement disparu ; il ne porte plus son urinal depuis quelques jours déjà. Il se plaint de quelques difficultés pour uriner ; ces malaises résultent probablement de ce que le malade est très constipé. Il doit y avoir compression directe de l'urètre prostatique par les matières fécales.

Le cathétérisme est très facile avec une Nélaton. Nombre des mictions : trois fois la nuit, toutes les trois heures le jour.

15 août. — Nous aprenons que le malade va très bien. L'incontinence est devenue insignifiante et ne le gêne nullement. Etat général parfait.

Fin novembre 1903 (dix mois après l'opération). — Il n'y a plus d'incontinence. Il y a une quinzaine de jours encore, il perdait quelques gouttes d'urine à l'occasion des quintes de toux ; il n'en est plus ainsi maintenant. Pendant une nuit de huit heures, il se lève en moyenne deux fois pour uriner ; le jour, peut rester deux heures et demie sans uriner.

L'urine sort facilement, mais le jet est moins fort que dans les premiers mois qui ont suivi l'opération.

Le toucher rectal ne fait constater aucune saillie prostatique, à peine un peu d'induration. L'urine est absolument limpide, pas d'albumine.

Depuis l'opération, pas d'érection ; avait pratiqué le coït six mois avant l'opération.

Etat général parfait ; les selles sont cependant irrégulières, avec alternatives de constipation et de selles liquides.

Dans ces conditions, un cathétérisme nous a semblé inutile et nous ne nous sommes pas cru autorisé à le pratiquer.

15 février 1904. — Continue à aller très bien. Pas de résidu. Urines limpides. Etat général excellent.

OBSERVATION XII (3e prostatectomie)

DIAGNOSTIC ET RÉSUMÉ : *Hypertrophie de la prostate datant de dix ans. — Une rétention aiguë. — Accès fébriles et orchites à répétition. — Rétention chronique incomplète, sans distension. — Urines purulentes. — Prostatectomie périnéale. — Amélioration. — Résidu, 40 à 80 grammes. — Urine louche.*

B..., Pierre, soixante-huit ans, épicier, demeurant à Vienne (Isère), rentre le 30 janvier 1903, salle Saint-Pierre, n° 5, pour troubles de la miction.

Antécédents généraux. — Bonne santé habituelle. Il a deux enfants bien portants, deux autres sont morts en bas âge. Alcoolisme avéré ; est resté vingt-cinq ans, dit-il, sans boire de l'eau, un peu de liqueur, mais jamais plus de 3 litres de vin par jour.

Antécédents spéciaux. — Ni blennorragie, ni syphilis, jamais d'hématurie ni de colique néphrétique, ni de sable dans les urines.

Affection actuelle. — Remonterait à une dizaine d'années. Elle débuta par des troubles de la miction, qui augmentèrent progressivement jusqu'à un accès de rétention complète en 1893. Son médecin le sonda alors cinq à six fois, puis le malade se sonda lui-même de temps en temps pendant trois ans. En 1896, il fut soigné par le Dr Rafin ; à cette époque, il urinait toutes les deux heures la nuit, toutes les demi-heures le jour. Les urines étaient très purulentes, il y avait un résidu de 30 à 60 grammes. La prostate était très grosse, avec une bosselure dure, de la grosseur d'une noisette, sur le lobe droit. Dès les premiers lavages, les mictions diminuèrent, surtout la nuit, et, le jour, le malade put rester jusqu'à deux heures sans uriner.

Pendant deux à trois ans, il se trouva mieux et ne se sonda pas ; mais il eut, à diverses reprises, des accès fébriles et des orchites à répétition, dont une suppurée ; c'est là, du reste, ce qui l'incommode le plus. Enfin, en 1900, il fut obligé de se sonder de nouveau, mais assez rarement, une fois par mois. Actuellement, il se sonde une fois par jour, le soir à 7 heures.

Mictions : Fréquence, trois à quatre fois la nuit, toutes les heures ou les heures et demie le jour. Les mictions sont difficiles, mais peu douloureuses.

Urines : Troubles. Celles de la fin de la miction sont très sales, très épaisses, comme boueuses. Elles sont acides, odorantes, contiennent un léger disque d'albumine, mais pas de sucre.

De temps en temps quelques filets de sang.

Urètre : Une Nélaton n° 16 passe facilement, mais, pour donner issue à l'urine, il faut enfoncer la sonde jusqu'à son extrémité. Le canal est donc très allongé.

Vessie : Résidu, 280 grammes.

Capacité, 360 grammes.

Prostate : Très grosse, on la sent même au-dessus du pubis. Pas de bosselure spéciale. Après le toucher, un peu de sang vient au méat.

Reins et uretères : Ne sont pas accessibles à la palpation, ni douloureux ; pas de réflexe pyélo-vésical.

Testicules : Au testicule droit, petit abcès sur le point de s'ouvrir. Au testicule gauche, fistule.

Etat général : Bon, mais langue un peu sèche. Appétit conservé. Constipation habituelle et opiniâtre. Rien aux poumons. Quelques intermittences cardiaques.

2 février 1903. — Depuis son entrée, le malade est sondé deux fois par jour avec une béquille n° 20; les résidus varient de 200 à 270 grammes. Il y a parfois un peu de sang. Les urines sont toujours très sales.

3 février. — *Opération par* M. le Dr RAFIN. *Prostatectomie périnéale.* Après préparation de la vessie, le malade est mis dans la position ordinaire. Incision de Zukerkandl, dissection au bistouri du tissu cellulaire sous-cutané, de manière à isoler le bulbe de l'urètre. Section du raphé ano-bulbaire et du muscle recto-urétral. On arrive ainsi sur la prostate,

le rectum s'abaissant dès lors parfaitement. Les deux index, introduits dans la plaie, pratiquent maintenant la séparation du rectum et de la prostate, en se tenant le plus près possible de cette dernière. Cette manœuvre est assez difficile, car la glande est très volumineuse et les doigts ont de la peine à atteindre son extrémité supérieure. La prostate une fois bien isolée, on incise sa capsule sur la ligne médiane. La décortication, amorcée aux ciseaux, se fait assez facilement, sauf en haut, en raison de l'énorme volume de la glande. On coupe alors la prostate et l'urètre en avant sur la ligne médiane, ou plutôt un peu à gauche, une béquille introduite dans la vessie servant de conducteur (une sonde métallique à petite courbure n'a pas pu passer). L'épaisseur de la prostate à ce niveau est très faible, 1 millimètre à peine.

On pratique ensuite l'extirpation du lobe droit ; c'est une manœuvre très difficile, car le champ opératoire est très profond. Ce lobe droit n'est pas enlevé par la technique du morcellement, mais en deux fragments. Peut-être eût-il mieux valu agir par véritable morcellement.

Du côté gauche, on introduit le doigt dans l'urètre, mais on ne peut arriver dans la vessie, qui est beaucoup plus élevée. Le lobe gauche est enlevé aux ciseaux, presque en un seul fragment. Tout ce temps opératoire a été pénible ; on n'a pas pu agir, en effet, en mettant l'index gauche dans la vessie pour abaisser, en raison de l'énorme profondeur. Aussi n'est-on pas sûr d'avoir tout enlevé ; il semble même à peu près certain qu'il reste des fragments prostatiques autour du col vésical. On en a la sensation en introduisant le doigt. Mais il n'y a pas de véritable lobe endo-vésical, ni de lobe médian sous-cervical, saillant dans la vessie.

Le col de la vessie n'a pas été coupé ; il admet l'index et conserve bien sa tonicité. Il n'y aura donc pas d'incontinence, au moins de ce fait. On complète en arrachant des fragments plus élevés avec des pinces, aidées par les doigts qui décollent. Après la prostatectomie, l'urètre ne s'est nullement laissé abaisser ; est-ce parce qu'il reste des fragments prostatiques au-dessus? Aussi la restauration de l'urètre est-elle très difficile. On place péniblement quatre points de suture au catgut Repin. On se demande même si, du côté gauche, où l'urètre est un peu déchiré, on n'a pas suturé la lèvre de la capsule. On termine enfin en introduisant un drain périnéal dans la vessie et en tamponnant la plaie avec des mèches de gaze imbibées de ferripyrine. On a été gêné, en effet. continuellement, par une hémorragie assez abondante.

La prostate enlevée est extrêmement volumineuse; elle pèse 185 grammes. Parmi les fragments, il y a de véritables fibromes de la grosseur d'une noix. Cet aspect est vraiment caractéristique.

L'anesthésie a été faite d'abord à l'éther ; puis, devant l'abondance des sécrétions bronchiques, on a continué par le mélange de Billroth. Légère alerte dans le cours du sommeil.

Suites opératoires : Le malade est revu dans l'après-midi. Il est dans un état de choc marqué ; en raison de l'hémorragie, il est très pâle, il ne s'est pas encore réchauffé ; il est vrai qu'il a eu froid, la température étant très basse ce jour-là. Le pouls est très faible, filiforme, incomptable par moments. 1 litre de sérum, deux seringues d'éther sont injectés au malade, et on lui donne un peu de champagne, qu'il ne vomit pas.

Le drain vésical fonctionne bien.

Le soir, à 7 heures, on fait un lavage, qui donne issue à un liquide très hématique, mais qui s'éclaircit rapidement. L'état général est un peu meilleur, le pouls est à 72, un peu plus fort. On injecte encore 1 litre de sérum.

4 février. — Ce matin, le malade va mieux, il s'est bien remonté. Tout danger semble avoir disparu. On fait un lavage et on constate que la vessie est très peu tolérante ; une très minime quantité d'eau détermine le besoin d'uriner.

Le 6 février, c'est-à-dire le troisième jour, on enlève les mèches, et le 9 février, c'est-à-dire le sixième jour, le drain vésical. On introduit alors assez facilement une sonde à béquille n° 22, à laide du grand mandrin de Guyon. Cette sonde est laissée en place pendant seize jours. Pendant ce laps de temps, on a fait régulièrement des lavages deux fois par jour. Les urines s'éclaircissent peu à peu, mais lentement. Les premiers jours seulement, un peu d'urine passait par la plaie ; mais, maintenant, le malade ne se mouille pas du tout. La plaie, du reste, se cicatrise très rapidement. L'état général est excellent.

26 février. — Le malade a uriné hier spontanément, après l'ablation de la sonde, trois fois dans la journée et quatre fois dans la nuit. On essaie en vain de faire un cathétérisme.

7 mars. — Le malade va très bien ; il urine toutes les deux heures le jour et cinq fois la nuit, c'est-à-dire de 7 heures du soir à 8 heures du matin. Depuis le 28 février, on peut le sonder facilement avec une sonde de Nélaton. Le résidu qui, le premier jour, était de 90 grammes, est tombé rapidement à 60 grammes et, enfin, aujourd'hui, il n'est que de 40 grammes. Il diminue donc progressivement. Le malade n'a pas d'incontinence, mais il est obligé d'uriner assez souvent ; il se mouillerait, dit-il, s'il attendait plus de deux heures. La capacité vésicale est de 260 grammes. Etat général parfait, bon appétit, langue humide.

10 mars. — Le malade quitte le service aujourd'hui. Voici quel est son état actuel :

1° *Mictions :* Le besoin est assez pressant, la miction est facile, semble cependant un peu retardée. Le jet est mince, bifide par moments. Le malade urine toutes les deux heures ou deux heures et demie le jour et cinq fois la nuit, c'est-à-dire de 7 heures du soir à 8 heures du matin.

2° *Urines :* Sont toujours un peu troubles, sans odeur spéciale. Réaction acide, pas d'albumine.

3° *Vessie :* Résidu atteint à peine 40 grammes aujourd'hui.

Capacité, 260 grammes.

Contractilité bonne. Le jet est projeté avec force à 70 centimètres environ.

4° *Fonctions intestinales :* Parfaites. Le malade qui, avant l'opération ,avait une constipation opiniâtre, va maintenant à la selle très facilement et régulièrement.

5° *Etat général :* Excellent.

6° *Plaie périnéale :* En bonne voie de cicatrisation, ne laisse pas passer une goutte d'urine.

7° *Testicules :* Non seulement il n'y a pas eu d'orchite, mais l'abcès s'est resorbé et la fistule s'est tarie.

2 avril 1903. — Le malade est revu par M. Rafin. Il va bien. L'appétit est parfait ; il mange, dit-il, le double de ce qu'il mangeait autrefois, il va à la selle sans difficulté. Couché à 8 heures du soir pour se lever à 9 heures du matin, il urine, dans cet intervalle, à 1 heure et à 6 heures du matin. Le jour, il urine toutes les heures et demie ou les deux heures.

S'il tarde davantage, il se mouille un peu, mais quelques gouttes seulement.

Sondé très facilement, après miction, avec une sonde de Nélaton n° 18, on trouve un résidu de 55 grammes. Mais, si on injecte 200 grammes d'eau boriquée, le malade urine tout, sauf 25 grammes. Il est donc fort probable qu'en temps ordinaire ,le résidu n'atteint pas 55 grammes.

L'urine émise est louche, le résidu l'est à peine. Pas d'odeur, pas d'albumine. La capacité vésicale atteint 200 grammes, en injectant assez vite.

6 juin 1903. — Deux mictions la nuit (se couche à 9 heures et se lève à 8 heures). Le jour, mictions plus fréquentes, car il doit obéir au besoin d'uriner, sous peine de se mouiller. Est cependant resté aujourd'hui dans le cabinet de M. Rafin de 1 heure à 4 h. 1/2 sans uriner. Rendu 87 grammes. L'urine est d'abord assez louche, mais le fond l'est très peu.

Cathétérisme aisé avec une Nélaton 18.

On injecte 120 grammes d'eau boriquée ; le malade urine le tout, sauf 40 grammes.

Etat général bon. Selles régulières. Baisse un peu au point de vue cérébral.

3 janvier 1904. — Nous apprenons par son fils qu'il va très bien.

OBSERVATION XIII (4e prostatectomie)

Diagnostic : *Hypertrophie de la prostate. — Début il y a trois ans. — Rétention incomplète avec distension. — Urines très purulentes. — Prostatectomie périnéale. — Orchite double. — Guérison. — Résidu, 0. — Urines limpides.*

C..., Jean-Louis, soixante-dix-sept ans, demeurant à Lyon, rentre à l'hôpital Saint-Joseph, salle Saint-Pierre, n° 8, le 7 février 1903, pour rétention d'urine et impossibilité du cathétérisme.

Rien à noter dans ses antécédents généraux. C'est un solide vieillard qui jouit d'une bonne santé habituelle. Comme antécédents spéciaux, il a eu une blennorragie à trente ans. Pas de syphilis, pas d'hématurie, pas de colique néphrétique, ni de sable dans les urines.

L'affection actuelle remonterait à trois ans. Le malade commença, à cette époque, à avoir de la pollakyurie, avec faux besoins accompagnés de douleurs et d'efforts. Il se présenta alors à l'Hôtel-Dieu, où il fut admis dans le service de M. Poncet. Il y serait resté une quinzaine de jours, pendant lesquels on l'aurait sondé quatre fois par vingt-quatre heures : à 6 heures du matin, à midi, à 6 heures du soir et à minuit. Depuis sa sortie de l'Hôtel-Dieu, le malade a continué à se sonder chez lui quatre fois, de 7 heures du matin à 7 heures du soir, et n'avait aucune miction nocturne. Le soir, quand il se sondait, il trouvait dans sa vessie environ 1 litre d'urine. L'urine était très purulente, faisait, au dire du malade, une véritable boue au fond du vase.

Depuis une quinzaine de jours, il éprouve une certaine difficulté pour se sonder. Hier enfin, à midi, il n'a pas pu introduire sa sonde, et il arrive aujourd'hui à l'hôpital avec une vessie distendue, remontant jusqu'à un travers de doigt au-dessous de l'ombilic.

Mictions : Fréquence : quand il ne se sondait pas, il urinait au moins dix fois par jour. Pas de miction la nuit.

Urines : Très troubles. Ni sucre, ni albumine. Pas de sang.

Urètre : Un explorateur à boule n° 18 est arrêté, au niveau du ligament de Carcassonne. Une sonde de Nélaton ne passe pas non plus. On introduit facilement une sonde à béquille n° 15 ,qu'on laisse à demeure, après avoir fait un lavage à l'eau boriquée.

Vessie : Se contracte malgré sa distension. Capacité, 300 grammes. La vessie devient douloureuse si l'on retarde le cathétérisme.

Prostate : Moyennement hypertrophiée, sans saillies spéciales.

Reins : Le rein droit n'est pas accessible ; pas de réflexe pyélo-vésical. Le rein gauche semble perçu ; pas de réflexe pyélo-vésical.

Testicules : A droite, rien, si ce n'est de l'atrophie. A gauche, un peu d'induration, sur toute la longueur de l'épididyme.

Etat général : Bon. L'appétit est conservé, mais la langue est un peu sèche, saburrale. Constipation habituelle.

10 février 1903. — Le malade a gardé la sonde à demeure 24 heures. Puis on l'a sondé quatre fois par jour ; il n'y a pas de miction spontanée. L'urine est très trouble, sans odeur caractéristique. Elle est très abondante ; elle atteint, comme quantité, 2 litres à 3 l. 100 par vingt-quatre heures.

11 février 1903. — *Opération par* M. Rafin. *Prostatectomie périnéale.* Après préparation ordinaire de la vessie, incision d'un ischion à l'autre, convexe en avant. On tombe sur le bulbe, qui est disséqué. On le lèse un peu, ce qui détermine une légère hémorragie. Incision soigneuse, en relevant le bulbe, des attaches recto-urétrales, dans le double but de bien éviter le rectum et de décoller l'espace recto-prostatique bien au ras de la prostate.

L'espace recto-prostatique est ouvert ; un doigt pénètre aisément, puis deux et, par un mouvement d'écartement et d'impulsion en arrière, la face postérieure de la prostate est bien mise à nu et les releveurs écartés.

Une sonde évacuatrice n° 26 avait été mise dans la vessie, mais elle n'a pas rendu grand service pour désenclaver la prostate, même en ayant soin de l'appuyer fortement par son talon sur la prostate.

Incision de la capsule et, en même temps, et en quelque sorte involontairement, de l'urètre. Sur la partie médiane, où l'incision a porté, l'épaisseur de la glande est de quelques millimètres seulement.

On pratique alors le décollement de la capsule. Ce décollement est aisé à droite, assez difficile à gauche. L'ablation du lobe droit se fait par fragments. A gauche, on pratique de même la fragmentation, ainsi que pour le lobe médian. Ceci fait, le doigt, introduit dans la vessie, constate la présence d'un lobe médian sous-cervical. Il a les dimensions d'une noisette, mais son épaisseur ne semble pas considérable. On l'enlève en l'excisant par dehors, à l'aide de ciseaux qui côtoient la muqueuse. Le fragment enlevé n'est pas considérable et, après son ablation, il persiste toujours une saillie intra-vésicale. A ce moment, on s'aperçoit d'une déchirure qui semble intéresser la vessie. La déchirure siège dans la région qui avoisine le lobe gauche enlevé. La perforation a-t-elle été faite en décollant la prostate, ou bien pendant l'ablation de ce lobe gauche et par suite d'un malencontreux coup de ciseaux ? On tente, avec une peine infinie, de restaurer cette perforation ; on applique difficilement quelques points au Repin, mais la suture n'est pas complète : on peut, en effet, introduire encore le bout de l'index dans la perforation.

On place deux points de suture au catgut Repin sur l'urètre ; un drain est introduit dans la vessie. Pendant toute l'opération, on a été gêné par une abondante hémorragie en nappe, qui s'est arrêtée à peu près à la fin de l'intervention. Une ligature et un tamponnement avec trois mèches de gaze, dont une iodoformée, ont achevé l'hémostase. Le toucher rectal montre que le rectum est indemne.

La prostate enlevée pèse 30 grammes.

Suites opératoires. — Le premier jour, sans être cependant en état de choc, le malade était très affaibli et très pâle. Cela tenait évidemment à l'hémorragie opératoire. Mais il s'est rapidement remonté, grâce au sérum artificiel et aux boissons stimulantes. Le 20 février, c'est-à-dire le neuvième jour, on a enlevé le drain périnéal. En raison de l'incomplète restauration de la perforation vésicale, on n'a pas encore fait de lavage de la vessie. Aussitôt le drain enlevé, on introduit difficilement, avec le mandrin de Guyon, une sonde à béquille n° 24, mais on a la sensation d'être arrêté en avant de la vessie. On bute contre un obstacle qu'on ne peut préciser. Toute l'eau du lavage ressort par la plaie périnéale.

21 février. — Très peu d'urine a passé par la sonde, et ce peu est sanguinolent. On se décide, en présence de ce fait, à supprimer la sonde. Le testicule gauche est un peu douloureux, avec retentissement sur l'état général, qui n'est pas très bon. Le malade se plaint d'une grande faiblesse, la langue est sèche.

23 février. — Le malade a une orchite double ,qui le fatigue beaucoup. La température axillaire oscille entre 38 degrés et 38°7 ; la langue est toujours sèche, perte complète de l'appétit. Délire nocturne. Le malade est toujours très faible, il a pris ce soir une syncope.

Cet état inquiétant a persisté jusqu'au 28 février ; à cette époque, l'orchite a commencé à s'améliorer très sensiblement et, le 3 mars, tout avait disparu. Jusqu'à ce moment, le malade n'avait pas émis une goutte d'urine par l'urètre, toute l'urine passait par la plaie.

5 mars. — On parvient assez aisément à introduire une sonde de Nélaton ; on retire 35 grammes de résidu, d'abord assez clair, puis très sale. On laisse la sonde à demeure.

10 mars. — La sonde étant sortie spontanément la veille, le malade commence à uriner par la verge. On remet la sonde à demeure. Elle sort encore spontanément dans la nuit du 14 au 15 mars. Ce dernier jour, le malade urine dans la soirée, devant nous, 30 grammes. Quelques gouttes pas-

sent par le périnée. Le cathétérisme, pratiqué immédiatement après, amène un résidu de 60 grammes, très sale. La sonde est laissée encore à demeure.

L'état général du malade est très satisfaisant. Il commence à se lever, mais il est toujours d'une grande faiblesse.

Enfin, le 22 mars, la sonde est supprimée définitivement, peu à peu la miction normale revient, ne laissant passer que quelques gouttes par la plaie.

2 avril. — L'état du malade est le suivant. De 7 heures du soir à 7 heures du matin, il urine toutes les deux heures environ, avec incontinence légère. Le jour, il urine assez facilement et assez abondamment, mais il se mouille presque continuellement. Le résidu est nul. Le jet est fort, plein, projeté à 1 mètre. Rien ne passe par le périnée ; la plaie, du reste, est complètement cicatrisée.

Le malade quitte le service le 16 avril, conservant de l'incontinence uniquement diurne. Les urines sont encore troubles, sans sucre ni albumine ni odeur spéciale.

22 avril. — Le malade revient se faire voir. Son état général est parfait, meilleur qu'avant l'opération, dit-il ; les digestions sont bonnes et les selles régulières.

Le cathétérisme, après la miction, donne 10 grammes de résidu. Les urines du cathétérisme ne laissent rien à désirer pour la limpidité, il y a des traces très minimes d'albumine. Les urines de la miction sont un peu louches. Le jet est fort et puissant.

La nuit, le malade urine une dizaine de fois, parce qu'il cède au moindre besoin, dans la crainte de se mouiller. Il a, du reste, de la polyurie, il urine environ 3 litres pendant la nuit. Le jour, miction toutes les heures, « parce qu'il n'attend pas, dit-il, d'avoir besoin ». S'il attend le besoin, il ne peut retenir ses urines.

30 avril. — Amélioration sensible. Mictions toutes les deux heures, la nuit comme le jour. Les urines sont presque parfaites. Pas d'incontinence nocturne, encore un peu d'incontinence diurne.

14 mai. — L'état du malade continue à s'améliorer. Il urine trois à quatre fois la nuit et toutes les deux heures le jour. Les urines sont à peine louches. Le résidu est nul. L'état général parfait. L'incontinence est insignifiante.

16 juin. — Le malade est revu aujourd'hui ; il continue à à aller très bien.

22 juillet. — Cathétérisme avec une sonde de Nélaton n° 18, on ne trouve pas de résidu. Couché à 7 heures du soir pour se lever à 4 heures du matin, le malade se lève pour uriner deux fois seulement, à 10 heures du soir et à 2 heures du matin. Pas d'incontinence nocturne, mais toujours un peu d'incontinence diurne. Urines limpides, avec un gros filament.

Fonctions génitales. — Le malade n'a pas eu de coït depuis quatorze ans, mais il avait cependant des érections. Celles-ci ont disparu depuis l'intervention.

26 novembre. — Va toujours bien. Perd parfois, mais pas tous les jours, quelques gouttes d'urine en toussant, le jour seulement.

Urine généralement toutes les deux heures, mais peut quelquefois rester jusqu'à trois heures, la nuit comme le jour.

Etat général bon.

Sondé aisément avec une sonde de Nélaton n° 15. Résidu insignifiant, à peine 5 grammes. Urines nettement acides, un peu louches. Un peu d'albumine. Capacité vésicale, 300 grammes. Un peu de constipation.

Toucher rectal. — Au niveau de la prostate, région aplatie, petit lobule à droite, au niveau de la partie antérieure de la prostate.

11 février 1904. — Mictions, couché à 6 heures, levé à 5 heures, urine à 9 heures, 11 heures, 2 heures, 5 heures ; quantité, 1 litre 1/2. Le jour, urine à 8 heures, 10 heures, midi, 2 heures, 4 heures, pour émettre 1 litre 1/2. Urine spontanément émise, assez louche. Résidu : 10 grammes, un peu louche, avec filaments. Traces d'albumine. Capacité vésicale, 180 grammes.

OBSERVATION XIV (5e prostatectomie)

DIAGNOSTIC ET RÉSUMÉ : *Hypertrophie de la prostate. — Début en 1902. — Une rétention aiguë. — Une orchite double. — Urines très purulentes. — Se sonde trois fois le jour et trois fois la nuit. — Résidu, 250 à 500 grammes. — Rétention presque complète avec distension. — Prostatectomie périnéale. — Résection des canaux déférents. — Guérison. — Résidu, 5 grammes. — Urines louches.*

L..., Jean-Marie, soixante-sept ans, demeurant à Lyon, rentre salle Saint-Louis, chambre n° 4, pour troubles urinaires.

Pas d'antécédents héréditaires. Personnellement, bonne santé habituelle, malgré un emphysème assez accentué. Pas d'antécédents spéciaux : il n'a eu ni blennorragie, ni syphilis. Jamais d'hématurie, jamais de colique néphrétique, jamais de sable dans les urines.

Les troubles urinaires qui amènent le malade à l'hôpital remontent au milieu de l'année 1902 seulement. A cette époque, il commença à éprouver une légère difficulté pour uriner ; la miction était retardée, douloureuse. Le jet s'écoulait sans force, comme en bavant. En même temps, le nombre des mictions augmenta, mais la nuit seulement. Le malade dut se lever deux à trois fois alors que, le jour, le nombre des mictions était normal.

Au commencement de novembre, ces troubles augmentèrent; les mictions se firent de plus en plus difficiles, l'urine ne sortait que goutte à goutte. Enfin, la rétention devint presque complète. Le médecin du malade, M. le Dr Reynaud, constata que sa vessie remontait jusqu'à l'ombilic ; il pratiqua un cathétérisme qui amena 2 litres d'urine ; celle-ci, examinée par un pharmacien ,ne contenait ni sucre ni albumine. Depuis ce moment, c'est-à-dire depuis le commencement de novembre, le malade dut se sonder trois fois le jour et trois fois la nuit. La miction spontanée atteignait à peine un verre en cinq ou six fois. Enfin, dans le courant de décembre, il eut une orchite double. Les urines étaient très sales, épaisses, boueuses.

Actuellement :

Mictions : Fréquence : Miction spontanée, cinq à six fois le jour, autant la nuit.

Cathétérisme, trois fois le jour, trois fois la nuit.

Douleur au méat pendant et après la miction.

Urines : Très sales, odeur forte, réaction acide; pas de sucre, mais albumine en assez grande quantité. Pas d'hématurie.

Vessie : Au moment de l'examen, n'est pas distendue ni douloureuse à la pression.

Résidu, 330 grammes.

Capacité, 430 grammes.

Prostate : Volumineuse; on peut l'évaluer par le toucher rectal aux dimensions d'une mandarine. Il n'y a pas de bosselure spéciale.

Reins : Ne sont pas accessibles, ni douloureux. Pas de réflexe pyélo-vésical.

Testicules : A droite, un peu d'induration, marquée surtout au niveau de la queue de l'épididyme.

A gauche, il y a également un peu d'induration.

Etat général : Bon. La langue est bonne, l'appétit conservé, mais constipation habituelle. Le malade tousse depuis longtemps. On trouve, à l'auscultation, des sibilances et une respiration emphysémateuse des deux côtés. Au cœur, il n'y a pas de lésions orificielles, mais quelques intermittences, toutes les trois ou quatre pulsations environ. Le pouls est à 72. Les artères sont un peu athéromateuses. Pas d'œdème des jambes.

2 mars 1903. — Depuis son entrée, le malade est sondé régulièrement trois fois le jour et une fois la nuit. Les résidus varient de 250 à 500 grammes. La quantité d'urine émise spontanément a un peu augmenté. De 100 grammes les premiers jours, elle atteint maintenant 350 à 400 grammes. Chaque cathétérisme est suivi d'un lavage boriqué et nitraté. Néan-

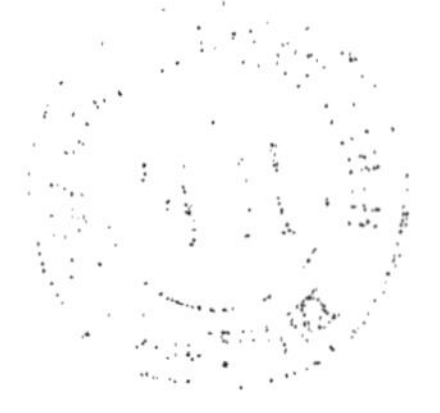

moins, les urines sont toujours sales, les dernières gouttes surtout sont très purulentes.

3 mars. — *Opération par* M. Rafin. *Prostatectomie périnéale*. Anesthésie discontinue au Billroth, sans incident. On commence, en raison de l'ancienne orchite et pour en prévenir le retour, par faire la résection des deux canaux déférents. Puis on prépare la vessie suivant le mode habituel et le malade est placé dans la position ordinaire.

Incision de Zukerkandl. Dissection du tissu cellulaire souscutané et isolement du bulbe. Après section des bandes musculaires recto-urétrales, on arrive sur le bec de la prostate. Les index sont introduits alors dans la zone décollable et séparent facilement le rectum de la prostate en se tenant le plus près possible de cette dernière. La glande apparaît bientôt nettement, après la mise en place d'une valve protectrice, qui refoule le rectum.

Incision de la capsule sur la ligne médiane ; amorcement aux ciseaux et décortication très facile des deux lobes. Ceci fait, on incise au bistouri la prostate et l'urètre sur la ligne médiane, une sonde métallique introduite dans la vessie servant de conducteur et de désenclaveur. Au moyen de pinces et en s'aidant de l'index droit, on abaisse facilement tout le lobe droit, qui est enlevé en un seul fragment.

La sonde métallique est retirée ; l'index, introduit dans la vessie, permet alors de reconnaître qu'il n'y a dans cet organe ni calcul ni lobe saillant prostatique. Le lobe gauche est extirpé ensuite presque en un seul fragment. On enlève encore isolément trois ou quatre morceaux peu volumineux. Cette ablation de la prostate a été, en somme, assez facile. Avant de procéder à la restauration de l'urètre, on introduit de nouveau le doigt dans la vessie et on constate alors que le sphincter vésical a conservé toute sa tonicité. Le doigt, en effet, est serré par un sphincter très résistant.

Restauration de l'urètre. Les lèvres du canal sont repérées avec des pinces. La paroi urétrale paraissant trop large, on en résèque une partie. On applique très facilement quatre points de suture au catgut Repin, avec l'aiguille de Kurz. La restauration est complète, sauf peut-être à la partie supérieure, où il y a encore un petit trou.

On ne fait pas de drainage cysto-périnéal, mais on introduit par la verge une sonde à béquille n° 25, qu'on laisse à demeure.

Tamponnement de la plaie avec des mèches de gaze légèrement iodoformée.

Il est à remarquer que, dans le cours de l'opération, il y a eu moins de sang que dans les cas précédents. Peut-être est-ce dû à ce qu'il n'y a pas eu, en somme, de morcellemnt de la prostate, ou bien à ce que la décortication a été complète ?

La prostate enlevée pèse 77 grammes. Elle est de consistance un peu molle ; par la pression, il s'écoule une petite quantité de liquide laiteux, comme purulent.

Suites opératoires. — Les suites opératoires immédiates ont été très simples. Le malade n'a pas eu de choc, n'a pas vomi. La sonde a bien fonctionné. Mais, le lendemain de l'opération, on a eu quelques inquiétudes : le malade, en effet, a vomi deux fois dans la journée. Mais ces phénomènes n'ont été que passagers et avaient disparu au bout d'un jour.

Les mèches de tamponnement ont été enlevées le quatrième jour. La sonde a bien fonctionné jusqu'au 11 mars ; elle laissait passer la plus grande partie de l'urine ; une petite quantité, cependant, passait par le périnée. On faisait quatre ou cinq lavages par jour, aussi les urines s'étaient-elles améliorées d'une manière très sensible. Le 11 mars ,la sonde s'était bouchée, le malade souffrait, sa vessie était distendue ; la sonde fut alors enlevée et remplacée par une béquille n° 20.

Enfin, la sonde est définitivement enlevée le 24 mars, c'est-à-dire le vingt et unième jour après l'opération. Mais, auparavant, on injecte 80 grammes d'eau dans la vessie ; après l'ablation de la béquille, le malade urine devant nous à plein canal 80 grammes exactement, il vide donc bien sa vessie. L'état général de l'opéré est bon, la langue est humide, l'appétit est excellent. Les selles sont régulières. Le malade a cependant deux petites complications sans gravité : un petit abcès au niveau du point de suture de la plaie de résection du canal déférent droit et un furoncle de la fesse droite. Grâce aux nombreux lavages boriqués et nitratés, les urines sont très améliorées. La plaie périnéale, bien qu'un peu atone, est en bonne voie de cicatrisation ; elle ne laisse pas passer une goutte d'urine.

28 mars. — La miction spontanée est revenue immédiatement après l'ablation de la sonde. Le malade urine toutes les trois heures environ dans la journée. De 6 heures du soir à 8 heures du matin, il se lève quatre fois pour uriner. La miction est facile, non retardée, se fait à plein canal. Le besoin n'est pas très pressant. Les urines sont toujours sales ; on fait des lavages matin et soir. Le cathétérisme est, du reste, facile avec une sonde de Nélaton n° 18. L'état général est excellent. Pas d'incontinence diurne ou nocturne.

2 avril. — Le malade quitte le service aujourd'hui, enchanté du résultat de l'opération. Les mictions continuent à se faire toutes les trois heures, la nuit comme le jour. Le jet est fort, projeté à 1 mètre.

Le résidu atteint 5 à 10 grammes, mais les urines continuent à être sales, sans odeur spéciale; le pus vient-il de la vessie, du rein ou de la plaie prostatique ? La capacité vésicale atteint 185 grammes.

5 mai 1903. — Le malade revient se faire voir. Son état général est toujours excellent, la langue est humide, l'appétit bon. Les selles sont quotidiennes. Il urine toutes les deux heures la nuit, toutes les trois heures le jour. La plaie périnéale est complètement fermée. Les urines restent toujours sales ; après cathétérisme, on trouve un résidu de 35 grammes.

Le malade est revenu se faire sonder et laver régulièrement d'abord deux fois par semaine, puis une fois par semaine et, enfin, tous les quinze jours. Les résidus ont diminué progressivement et, à la date du 11 septembre, ils atteignent à peine 5 grammes.

La capacité vésicale est de 240 grammes. Mais les urines

ne s'améliorent que très lentement, elles sont toujours sales. Pas d'incontinence diurne ou nocturne. L'état général reste bon.

12 octobre 1903. — Résidu 5 grammes. Urines très améliorées et seulement un peu louches. Etat général excellent.

Fonctions génitales : Pas de coït depuis cinq ans.

OBSERVATION XV (6e prostatectomie)

DIAGNOSTIC : *Hypertrophie de la prostate datant de quatre ans. — Une rétention aiguë en 1902. — Rétention incomplète chronique sans distension. — Se sonde trois fois par jour. — Résidu, 130 grammes. — Urines limpides. — Prostatectomie périnéale. — Perforation du rectum. — Guérison. — Résidu variable, 10 grammes au dernier cathétérisme. — Urines louches.*

C..., cinquante-neuf ans, officier en retraite, demeurant à Lyon, rentre, le 10 mars 1903, à l'hôpital Saint-Joseph, pour hypertrophie de la prostate.

Comme antécédents généraux, il a eu, après la guerre, des coliques hépatiques avec ictère. Au mois de mai 1902, son état général baissa, il avait de la somnolence, de l'hébétement, de l'anorexie, de l'œdème des pieds, etc... Son médecin lui fit garder le repos au lit et, en quarante-huit heures, l'œdème des pieds avait disparu. De temps à autre, il souffrait dans la région hépatique. Il fit plusieurs saisons à Vichy, qui l'améliorèrent notablement.

Comme antécédents spéciaux, il eut une blennorragie à trente ans, qui dura trois mois, mais sans hématurie, ni cystite, ni orchite. Jamais de colique néphrétique, jamais de sable dans les urines.

Les phénomènes de prostatisme remontent à quatre ans. A cette époque, il avait une miction la nuit et urinait un peu de sang. Un spécialiste consulté le sonda et ne trouva rien de particulier. Depuis lors, le nombre des mictions augmenta peu à peu : quatre ou cinq la nuit, toutes les heures environ le jour. En même temps, il ressentait des douleurs dans la région hypogastrique et une sensation de brûlure au périnée. La constipation était opiniâtre. Le malade s'affaiblissait peu à peu.

Au mois de juin 1902, à 4 heures du matin, il eut une rétention, qui dura six heures ; le malade y mit fin par un cathétérisme. Depuis cette époque, il se sonde régulièrement trois fois par jour au plus.

Mictions : Fréquence : avant qu'il ne se sonde, il urinait dix-huit fois la nuit. Depuis qu'il se sonde, il n'urine plus que six fois. Le jour, une miction par heure. Quand il se sonde, il peut rester jusqu'à quatre heures sans uriner. Parfois, des efforts violents sont nécessaires pour effectuer la miction.

Urines : Limpides, de réaction acide, sans odeur spéciale. Elles contiennent des traces très minimes d'albumine, mais pas de sucre. Pas d'hématurie.

Urètre : Une boule 16 passe sans aucune sensation.

Une Nélaton passe parfaitement.

Vessie : Résidu, 130 grammes (urine un verre à bordeaux à la fois).

Prostate : Modérément hypertrophiée, de consistance moyenne, sans bosselures.

Reins : Le rein droit n'est pas perceptible, mais la région est un peu sensible. Rien à gauche.

Testicules : Le testicule droit a été le siège d'une orchite, il reste sensible.

Etat général : Médiocre. Peu d'appétit, langue sale, constipation habituelle. Douleurs rhumatismales dans l'épaule ; le malade les a déjà ressenties il y a trois ans. Depuis un an, raideur douloureuse dans la colonne vertébrale.

Rien aux poumons. Au cœur, les bruits sont accélérés, avec un léger souffle à la base. Le pouls est à 75, régulier, un peu dur.

13 mars 1903. — Depuis son entrée, le malade est sondé ré-

gulièrement le matin et le soir ; il urine toutes les heures et demie, mais avec plus de facilité. Les résidus varient de 175 à 350 grammes et les mictions spontanées atteignent 870 grammes.

14 mars. — *Opération par* M. RAFIN. *Prostatectomie périnéale.* Anesthésie au Billroth sans incident. Préparation habituelle de la vessie. Le malade est ensuite placé dans la position ordinaire. Incision de Zukerkandl. Dissection et libération du bulbe. On sectionne, mais incomplètement, sans doute, les fibres recto-urétrales. On arrive ainsi à trouver un plan de clivage, mais on constate que le décollement de la prostate du rectum est plus difficile que dans les autres cas. On continue péniblement cette manœuvre et, après avoir décollé à une assez grande profondeur, on s'aperçoit que le rectum est largement ouvert sur une longueur de 3 centimètres environ.

Avant d'aller plus loin, on s'occupe de fermer la brèche rectale. Trois plans de suture en surjet au catgut chromique (un muqueux et deux musculaires) sont appliqués sur les lèvres de la déchirure. Cette réparation faite, on revient en arrière du bulbe de l'urètre ; on reprend, par une nouvelle incision, le muscle recto-urétral et on arrive bientôt sur le véritable plan de clivage. La prostate et le rectum se laissent séparer très facilement et, bientôt, la glande apparaît très nettement. Tout à l'heure, on s'était donc égaré, le décollement avait été commencé trop hâtivement.

Le plan de clivage est remarquable par son épaisseur et son aspect lamellaire et aponévrotique. Cet aspect spécial est dû probablement à de la périprostatite ancienne. Ces tissus sont ramenés en arrière et suturés par-dessus la déchirure restaurée.

Incision de la capsule sur la ligne médiane. Le décollement amorcé aux ciseaux se fait très bien sur le lobe gauche, mais mal sur le lobe droit.

Incision médiane de la prostate et de l'urètre. Les deux lobes droit et gauche sont enlevés séparément en un seul morceau. Le doigt, introduit dans la vessie, sent un lobe médian volumineux ; on arrive à l'amener au niveau de l'urètre, et ce lobe apparaît alors gros comme une noix. Par des tractions modérées, ce lobe médian se détache facilement, sans qu'on ait constaté une déchirure de la vessie. On ne trouve aucun calcul dans la vessie.

Restauration de l'urètre, après introduction d'une sonde à béquille n° 22. Ce temps est très facile, grâce à l'aiguille de Kurtz. L'urètre est hermétiquement suturé par quatre points de suture au catgut Repin.

Dans le cours de l'opération, l'hémorragie a été peu considérable ; ce n'est qu'à la fin qu'elle est devenue plus abondante Aussi, en terminant, on a dû laisser trois pinces à demeure et tamponner la plaie avec trois mèches de gaze imbibée de ferripyrine.

La prostate enlevée pèse 50 grammes. Elle a été enlevée, en somme, en trois morceaux : le lobe médian et les deux lobes latéraux. Le lobe médian a un aspect nettement fibromateux. Les lobes latéraux sont de consistance plus molle. A la coupe, il s'écoule un liquide blanchâtre assez abondant. On trouve aussi quelques dilatations kystiques.

Suites opératoires. — Le malade, revu plusieurs fois dans la journée, a très bien supporté l'opération. Ni choc, ni vomissement. De nombreux lavages ont été faits, ramenant du sang presque pur. A 3 heures de l'après-midi, la sonde ne fonctionne plus ; l'opéré souffre beaucoup ; il a des envies très pénibles d'uriner, avec sensation de brûlure dans la vessie et dans l'urètre. On fait alors de l'aspiration avec la seringue de Guyon et l'on ramène ainsi de nombreux caillots. Dans le courant de la nuit, on fait deux lavages avec une solution de tanin à 2/1000 pour arrêter l'hémorragie, car le liquide qui s'écoule par la sonde est toujours très rouge.

Le lendemain, on continue à faire des lavages au tanin toutes les heures. La sonde fonctionne bien. Ablation des pinces à demeure.

Les trois mèches de gaze ont été enlevées successivement le deuxième, le troisième et le sixième jour. Elles n'ont aucune odeur fécaloïde, ce qui indique que la plaie rectale est bien obturée. Du reste, le malade a fait des vents devant nous et nous avons pu constater qu'ils sortaient bien par l'anus. En outre, le malade a eu des coliques assez intenses, mais, en raison justement de la déchirure rectale, on a attendu, pour le purger, jusqu'au neuvième jour. Il y a eu, ce jour-là, une débâcle abondante, mais rien n'est passé par la plaie. Il faut donc en conclure que la brèche rectale est bien cicatrisée.

La sonde à demeure, qui était sortie spontanément en partie de la vessie, a été enlevée le sixième jour. On a essayé en vain d'introduire une béquille, puis une Nélaton. On se décide alors à laisser le malade sans sonde. Toute l'urine passe par le périnée.

25 mars. — Le malade a uriné quelques gouttes par la verge. Son état général est médiocre, pas d'appétit, langue un peu sèche. Il a, en outre, pris froid, il a eu des frissons et, ce soir, la température axillaire atteint 38°6. Mais, en quelques jours, ces phénomènes ont disparu, la langue est devenue bonne, l'appétit s'est réveillé.

La miction spontanée est revenue peu à peu. Le 27 mars, le malade urine par l'urètre 150 grammes ; le 28, 300 grammes ; le 30, la miction est très abondante et on constate que la plaie ne laisse passer l'urine qu'au moment de la miction. Le cathétérisme a été tenté deux fois, mais sans succès. Les urines sont un peu troubles. L'état général est bon, mais les selles ne sont pas encore absolument régularisées.

4 avril. — Le malade quitte le service. Il urine deux à trois fois la nuit, le jour toutes les quatre ou cinq heures. On ne l'a pas encore sondé. Les urines sont toujours un peu troubles.

7 avril. — Le malade est revu ; il a une orchite à droite, très douloureuse ; en raison de cette orchite, on ne tente pas le cathétérisme.

23 avril. — On constate que le testicule droit a beaucoup diminué, mais il reste douloureux avec irradiations très pénibles dans l'aine, surtout après la miction.

Le cathétérisme est facile avec une Nélaton ; on ramène 5 à 10 grammes de résidu. Les urines sont troubles, acides, avec des traces d'albumine. Le malade urine deux fois la nuit et, le jour, toutes les cinq heures. Le jet commence d'abord à flot, puis il sort sans force. Pas d'incontinence, ni diurne ni nocturne. La plaie n'est pas tout à fait cicatrisée, mais elle ne laisse pas passer une goutte d'urine.

27 avril. — Les mictions augmentent de nombre ; le malade urine toutes les deux heures, la nuit comme le jour et il éprouve une vive douleur après la miction. On trouve un résidu de 45 grammes. Ce résidu atteint 250 grammes deux jours après ; cette rétention était due probablement à une constipation opiniâtre ; depuis quatre ou cinq jours, en effet, le malade n'a pas eu de selles. Le 30 avril, après une débâcle provoquée par l'eau-de-vie allemande, on trouve un résidu de 10 grammes seulement, sans odeur, acide, louche, avec assez d'albumine. Les douleurs se sont atténuées ; elles sont évidemment d'origine testiculaire.

Dans le courant du mois de mai, l'état du malade s'est sensiblement amélioré. L'orchite persiste, mais est moins douloureuse. Les urines sont limpides, avec quelques filaments. Les résidus se maintiennent aux environs de 45 grammes. L'état général est bien meilleur, mais il y a toujours de la constipation.

Même situation à peu près pendant le mois de juin. Les mictions sont toujours fréquentes, tantôt toutes les deux heures, tantôt plusieurs fois par heure, tantôt facilement, tantôt difficilement. L'orchite à droite va bien, il ne persiste qu'un peu de sensibilité. L'état général s'est amélioré d'une façon très sensible, le malade a engraissé notablement.

On le sonde dans le courant de juillet, on trouve un résidu nul. Les urines sont limpides, sans albumine. Mais les mictions restent toujours nombreuses, toutes les heures et demie ou deux.

Au mois d'août, les mictions augmentent encore et sont difficiles. Il urine toutes les heures la nuit et toutes les heures et demie le jour. Il est toujours un peu constipé. Quand il prend un laxatif, il urine aussi souvent, mais plus facilement. En présence de ces difficultés de la miction, on se décide à calibrer son canal. On ne l'avait pas fait jusqu'à présent pour ne pas aggraver l'orchite ou en déterminer une nouvelle. Mais, actuellement, cela paraît nécessaire, et, le 25 août, on passe des bougies n° 22, un Béniqué n° 36 n'ayant pas passé. Ce cathétérisme n'a pas eu d'inconvénient ; le malade a seulement éprouvé pendant deux jours un peu de lassitude générale, avec léger frisson et diminution de l'appétit. Le résultat a été excellent, il a uriné moins souvent et plus facilement (trois fois la nuit dernière). On trouve cependant encore un résidu de 105 grammes.

29 août. — Il y a une amélioration considérable ; le malade urine toutes les trois heures, nuit et jour, et plus facilement. L'urine est louche, sans odeur. Cathétérisme aisé avec Nélaton n° 12. On trouve 5 grammes de résidu seulement. Un Béniqué 36 ne passe pas ; on introduit alors une bougie n° 22.

11 septembre. — Le malade revient se montrer aujourd'hui. L'amélioration persiste. Il urine facilement toutes les trois heures. Les urines sont limpides, avec quelques filaments. Le testicule droit reste toujours un peu douloureux. L'état général est excellent ; il y a cependant toujours un peu de constipation. En raison de l'état satisfaisant des urines et de la facilité des mictions, on juge inutile de faire un cathétérisme et de passer des bougies.

Les fonctions génitales ont disparu ; il n'a plus d'érections ; il n'avait, du reste, des coïts que très rarement. Mais actuellement, il a des désirs vénériens, des rêves érotiques.

8 octobre. — Amélioration un peu moindre. Mictions toutes les deux heures, nuit et jour. Exceptionnellement reste jusqu'à trois à quatre heures. Jet médiocre.

Urine parfaite, pas d'albumine.

12 octobre. — Etat stationnaire.

Sondé avec une sonde de Nélaton. Résidu, 10 grammes, un peu louche, d'odeur un peu forte. A uriné immédiatement avant 160 grammes, louche et d'odeur plus forte que le résidu.

Etat général bon. Appétit bon. Un peu de constipation. Les rhumatismes se sont atténués. Marche aisée.

Toucher rectal. Région prostatique plate, un peu d'induration en haut.

Le testicule droit est encore très sensible.

2 janvier 1904. — Grande amélioration de l'état général. Les douleurs articulaires ont à peu près disparu. Urines presque limpides. Albumine : traces douteuses. Un peu de douleur en urinant. Résidu : 0. Le jour, 3/4 de litre pour six mictions ; la nuit, 1 litre pour quatre mictions.

OBSERVATION XVI (7e prostatectomie)

DIAGNOSTIC : *Hypertrophie de la prostate. — Début en 1897. — Trois rétentions aiguës. — Cystostomie. — Opération de Bottini. — Hématuries. — Rétention presque complète, avec légère distension. — Urines infectées. — Se sonde deux fois par jour. — Résidu, 400 grammes. — Prostatectomie périnéale. — Perforation du rectum. — Guérison. —Persistance d'une fistule urétro-rectale. — Orchite suppurée tardive. — Résidu : 0. — Urines un peu louches.*

B..., Joseph, soixante-treize ans, demeurant à Lyon, rentre, le 10 mars 1903, à l'hôpital Saint-Joseph, salle Saint-Pierre n° 3, pour hématuries et troubles de la miction.

Il n'y a rien à noter dans ses antécédents généraux ; c'est un vieillard encore très vert ; il n'a jamais fait de maladie grave, mais il a un passé urinaire chargé. Il n'a jamais eu de blennorragie, ni la syphilis. En 1897, il eut une rétention aiguë, pour laquelle il rentra à l'Hôtel-Dieu, dans le service de M. Jaboulay. On lui fit deux ponctions et on le sonda quatre ou cinq fois, et on lui fit une cystostomie. Au bout de trois semaines, la miction revint et la fistule hypogastrique se ferma.

En 1889, il fit un nouveau séjour à l'Hôtel-Dieu, pour rétention. On lui mit la sonde à demeure pendant huit jours et la miction revint. A sa sortie de l'Hôtel-Dieu, il urinait la nuit de zéro à deux fois et le jour toutes les deux ou trois heures, parfois même toutes les demi-heures.

Au mois de septembre 1901, il rentre à l'hôpital Saint-Joseph pour nouvelle rétention aiguë.

On le sonde immédiatement avec une sonde à béquille n° 19 et on retire 1200 grammes d'urine limpide, non sanglante. Deux jours après, devant l'impossibilité du cathétérisme, on dut pratiquer deux ponctions. Après la dernière, on put passer une béquille n° 19. On la laissa à demeure pendant cinq jours. Mais le malade ne put uriner ensuite que goutte à goutte. Le cathétérisme n'était possible qu'avec le mandrin de Guyon. En présence des difficultés de la miction et du cathétérisme, l'opération de Bottini était indiquée, et elle fut pratiquée le 28 septembre 1901, par le Dr Verrière, remplaçant M. Rafin. A la suite de cette intervention, le malade urinait trois ou quatre fois la nuit ; le jour, toutes les deux heures en moyenne.

On le sondait une fois par jour. Les résidus variaient de 100 à 500 grammes. Les urines étaient un peu louches. C'est dans cet état qu'il quitta le service. Il revint se montrer tous les deux mois environ. Son état général était excellent. Il se sondait tous les soirs et, parfois, à minuit. Chaque cathétérisme amenait près de 500 grammes d'urine. L'urine était louche, de réaction neutre. Il avait deux mictions la nuit.

Enfin, actuellement, le malade rentre, parce que, depuis quelques jours, il urine du sang et qu'il a des difficultés pour uriner.

Mictions : Elles sont difficiles et douloureuses ; une ou deux la nuit, quand le malade s'est sondé à 6 heures du soir ; le jour, toutes les heures ou deux.

Urines : Sanguinolentes, odeur fétide, réaction alcaline. Ni sucre, ni albumine.

Urètre : Une Nélaton ne passe pas. Une béquille n° 16 passe à frottement très serré dans la traversée prostatique, le liquide sort avec assez de force quand la sonde est tenue verticalement, et la vessie garnie de 250 grammes.

Vessie : A l'entrée, elle est volumineuse, distendue.

Résidu, 400 grammes.

Capacité, 450 grammes.

Reins : Ne sont pas sentis.

Prostate : Volumineuse, sans bosselure spéciale, de consistance dure.

Etat général : Bon, mais langue un peu sèche, appétit diminué. Constipation habituelle.

Poumons : Respiration emphysémateuse.

Cœur : Quelques intermittences.

23 mars 1903. — Depuis son entrée, le malade est sondé régulièrement quatre fois par vingt-quatre heures. Les résidus varient de 275 à 600 grammes. La miction spontanée diminue de plus en plus. Elle atteint à peine 100 grammes, au lieu de 200 les premiers jours. La rétention est donc presque complète. Les urines ne contiennent plus de sang, mais elles sont très sales, de couleur foncée ; l'odeur fétide des premiers jours a disparu.

24 mars 1903. — *Opération par* M. RAFIN. *Prostatectomie périnéale.* Anesthésie au Billroth sans incident. Lavage de la vessie. Béquille n° 22. Incision de Zukerkandl. Isolement du bulbe et section des fibres recto-urétrales, en ayant soin de se tenir le plus près possible de l'urètre membraneux. Puis, avec le doigt, on cherche le plan de clivage recto-prostatique. Cette manœuvre est assez difficile ; on parvient néanmoins à séparer les deux organes, mais on s'aperçoit bientôt que le rectum a été déchiré. On avait mis le plus grand soin, cependant, à ne pas s'éloigner de l'urètre, à tel point qu'au moment où l'on a commencé le décollement, l'urètre membraneux était à nu et que le doigt a pénétré dans la prostate ; celle-ci s'est trouvée fendue et la sonde mise à nu. Cet accident est peut-être dû à ce que le malade avait subi antérieurement l'opération de Bottini.

La déchirure rectale est réparée immédiatement; elle n'est, du reste, pas très considérable. Elle laisse passer l'extrémité de l'index seulement. On la ferme par deux plans de suture au surjet, le premier muco-muqueux, au catgut Repin, le second musculo-musculaire au catgut chromique.

Ceci fait, on continue à isoler la prostate, qui apparaît bientôt très nettement. Au toucher, elle paraît énorme, étalée, de consistance peu dure. Incision de la capsule sur la ligne médiane ; la décapsulisation est très difficile et incomplète sur le lobe droit ; elle est, au contraire, facile et complète sur le lobe gauche.

Le lobe droit est extirpé par morcellement. Puis le doigt, introduit dans la vessie, ne constate, ni de lobe médian ou sous-cervical, ni de calcul. Le lobe gauche est enlevé en un seul morceau, très volumineux. Pendant cette manœuvre, l'urètre a été déchiré latéralement. Quelques coups de ciseaux achèvent de libérer l'urètre des fragments de tissu prostatique qui l'entourent.

Un drain est placé dans la vessie et trois points de suture au Repin sont placés sur l'urètre. Tamponnement de la plaie avec trois mèches de gaze imbibées de ferripyrine, car, dans le cours de l'opération l'hémorragie a été assez considérable. Il faut noter que le doigt qui explorait la vessie n'a éprouvé, en pénétrant, aucune sensation de constriction ; l'orifice vésical est très largement ouvert, il y a comme une brèche.

La prostate enlevée est très volumineuse, elle pèse 140 grammes ; le lobe droit, extirpé par morcellement, est peu considérable ; il ne pèse que 35 grammes. Le lobe gauche, au contraire, est très gros, il pèse 105 grammes. Il a un aspect nettement fibromateux, sans écoulement de liquide à la coupe ni de dilatations kystiques.

Suites opératoires immédiates.— Le malade n'a pas de choc, il est bien réveillé ; mais, en raison de l'hémorragie, il est dans un état de faiblesse très accusée. Malgré 2 litres de sérum et plusieurs piqûres d'éther, le pouls reste imperceptible.

Pendant toute la journée, le malade est resté dans cet état. Le tube périnéal a fonctionné, mais après aspiration.

Le lendemain, l'opéré commençait à se remonter et, le deuxième jour, il était complètement rétabli. Le troisième jour après l'intervention, on enlève les mèches de gaze et, le huitième jour, on supprime le drain cysto-périnéal. Celui-ci, du reste, n'a jamais bien fonctionné, malgré les lavages biquotidiens ; toute l'eau ressortait par la plaie. L'état général est bon, l'appétit est revenu, la langue est humide.

Le malade a été purgé le septième jour, et on s'aperçoit qu'une partie des matières semble bien passer par la plaie. Depuis quelques jours, du reste, on a remarqué qu'il y avait un sphacèle assez étendu au niveau de la déchirure (peut-être ce sphacèle est-il dû à la ferripyrine). Dans les lambeaux sphacélés, on voit flotter les fils de la suture rectale. Lavages abondants au permanganate de potasse et, le 7 avril, la plaie a repris bon aspect, le sphacèle a complètement disparu. On aperçoit une dépression cupuliforme qui laisse pénétrer l'extrémité de l'index ; c'est la fistule rectale. Toutes les matières passent par là, comme l'on a pu s'en convaincre *de visu*.

Le malade n'a pas encore uriné par la verge ; toute l'urine s'écoule par le périnée. On a tenté trois fois le cathétérisme, sans succès.

Enfin, le 20 avril, on réussit à passer une sonde à béquille n° 17 ; on trouve un résidu de 200 grammes assez trouble. Depuis ce jour, la miction par l'urètre est revenue lentement ; le 28 avril, elle atteint 700 grammes, mais cette miction spontanée est absolument involontaire ; il y a de l'incontinence, aussi bien nocturne que diurne. Rien n'est changé du côté de la plaie ; les matières continuent à passer par là. Au commencement du mois de mai seulement la fistule, considérablement rétrécie, ne livre passage qu'aux matières liquides.

15 mai 1903. — Depuis deux semaines, le malade est sondé facilement avec une béquille n° 17. Le résidu, qui atteignait 200 grammes le premier jour, est nul aujourd'hui. L'inconti-

nence persiste ; mais, cependant, de temps en temps, le malade ressent un vague besoin.

Les urines sont à peine louches. Quand il tousse ou fait un effort, elles sortent à la fois par la plaie et par la verge.

Enfin, à la fin du mois de mai, il y a amélioration sensible; l'incontinence a en partie disparu, elle n'est plus que diurne, en effet. Les matières ont repris leur cours normal. Le malade urine trois fois la nuit, toutes les trois ou quatre heures le jour.

8 juin. — Le malade part aujourd'hui. Il n'a plus d'incontinence, mais la miction se fait en partie par la verge et en partie par le rectum. Toutefois, la quantité d'urine qui passe par le rectum tend à diminuer. Il a deux à trois mictions la nuit et toutes les trois ou quatre heures le jour. Pas de résidu. La capacité vésicale est de 225 grammes. Les urines sont à peine louches. L'état général est excellent.

Le malade est revu le 9 juillet et le 31 juillet. Il est en excellent état. Couché à 7 heures, levé à 5 heures, il urine une seule fois la nuit, à minuit. Le jour, il peut rester trois heures sans uriner. Il n'a pas d'incontinence, mais il est obligé d'obéir aux besoins pour ne pas se mouiller. L'urine sort toujours en partie par la verge, en partie par l'anus.

Cependant, la quantité qui sort par le rectum diminue sensiblement. Les urines sont à peine louches.

15 octobre 1903. — Rentre à l'hôpital pour une orchite suppurée, qu'on lui incise. La plaie se cicatrise dans les délais normaux.

21 janvier 1904. — Cicatrisation complète, quatre à cinq mictions la nuit ; toutes les trois heures le jour. Urines un peu louches, sortent toujours par l'urètre et par le rectum. Etat général parfait. Le malade supporte son infirmité avec la plus grande facilité et ne s'en plaint jamais. On essaye de le sonder avec une sonde de Nélaton ; celle-ci bute contre la fistule ; on n'insiste pas, car il n'y a aucune indication de cathétérisme.

OBSERVATION XVII (9e prostatectomie)

Diagnostic : *Hypertrophie de la prostate. — Début en 1900. — Rétention chronique presque complète avec distension. — Urines non infectées. — Prostatectomie périnéale. — Incontinence passagère. — Guérison. — Résidu, 0. — Urines limpides.*

P..., Gustave, soixante-trois ans, demeurant à Lyon, rentre, le 10 mars 1903, à l'hôpital Saint-Joseph, salle Saint-Pierre, n° 2, pour troubles urinaires, caractérisés surtout par de l'incontinence et par de l'augmentation du nombre des mictions.

Ce malade n'a pas d'antécédents généraux ; il s'est toujours bien porté ; à noter seulement qu'il a eu les fièvres paludéennes quand il habitait la Bresse. Il n'a pas non plus d'antécédents spéciaux : il n'a eu ni blennorragie, ni syphilis ; il n'a jamais eu de colique néphrétique, ni de sable dans ses urines, ni d'hématurie.

Il y a trois ans, il se levait une ou deux fois la nuit et, le jour, il urinait quatre à cinq fois. Mais il ne souffrait pas et les urines étaient claires. Il y a un an et demi, il avait eu cinq à six mictions la nuit, six à sept le jour. Ces mictions étaient impérieuses ; en même temps, la force du jet diminua progressivement et, peu à peu, le malade arriva à « pisser sur ses bottes », toujours sans effort ni douleur. Bientôt, apparut de l'incontinence passagère ; quand le malade avait fini d'uriner, quelques gouttes tombaient encore dans son pantalon, sans qu'il s'en aperçût. Les urines étaient toujours propres.

Enfin, depuis quinze jours, l'incontinence est permanente ; il urine par regorgement. Il a, en outre, des mictions toutes les demi-heures ou toutes les heures le jour ; la nuit, il garde l'urinoir.

Les *urines*, à l'entrée, sont absolument limpides, sans sucre ni albumine. Pas d'hématurie.

Urètre : Une sonde de Nélaton n° 18 passe sans difficulté.

Vessie : Distendue, jusqu'à deux ou trois travers de doigt au-dessous de l'ombilic.

Prostate : N'est pas hypertrophiée. On ne sent pas de bosselure.

Reins : Non accessibles à la palpation, non douloureux.

Testicules : Le droit est un peu augmenté de volume, le gauche est atrophié.

Etat général : Bon. Il y a quelques troubles digestifs modérés : l'appétit est diminué depuis quelque temps, la langue est blanche, mais humide, pas de constipation. Toutefois, le malade est encore assez résistant. Depuis quelques jours, il tousse. A l'auscultation, respiration emphysémateuse.

19 mars. — La vessie du malade a été vidée progressivement. On retirait, par des cathétérismes biquotidiens, 400 grammes chaque fois. Le troisième jour, on a constaté qu'il y avait infection. Les urines, en effet, limpides jusqu'à ce moment, étaient, ce jour-là, troubles et alcalines. Grâce à des lavages substitutifs, boriqués, puis nitratés à 1/1000, les urines se sont rapidement clarifiées en quelques jours.

30 mars. — Depuis que la vessie du malade est vide, on le sonde régulièrement trois fois par jour, en retirant des quantités qui atteignent de 500 à 800 grammes. Il urine spontanément 100 à 200 grammes. Les urines ne laissent presque rien à désirer.

L'état général est bon, l'appétit revenu.

31 mars. *Opération par* M. Rafin. *Prostatectomie périnéale.* Anesthésie au Billroth, sans incident. Après lavage de la vessie, on fait l'incision habituelle, bi-ischiatique. Le bulbe est soigneusement dégagé. On dissèque les plans sous-jacents en côtoyant le bulbe et en le contournant. On arrive ainsi sur le muscle recto-urétral, que l'on aperçoit distinctement sur la ligne médiane. On le fend à coups de ciseaux, l'index écartant à droite et à gauche les releveurs de l'anus, pénètre dans le plan de clivage recto-prostatique ; le décollement se fait bien ; il semble même que le doigt ait pénétré directement

dans la capsule glandulaire. La prostate, bien isolée, apparaît alors, peu volumineuse, peu dure.

Incision de la capsule sur la ligne médiane. La décortication est facile à gauche, très difficile et incomplète à droite.

Après incision de l'urètre sur une longueur de 15 millimètres, le lobe droit est extirpé en deux ou trois morceaux. L'index gauche est introduit dans la vessie et constate qu'il n'y a ni calcul ni lobe saillant. L'orifice vésical paraît peu résistant, mais il est laissé intact. Sur ce doigt servant de conducteur, l'urètre est isolé à petits coups de ciseaux et le lobe gauche est ensuite extirpé en un seul morceau. On introduit une sonde à béquille n° 23 et l'urètre est hermétiquement restauré par quatre points de suture au Repin.

L'hémorragie n'a pas été très considérable et n'a pas, en somme, gêné comme dans beaucoup des cas précédents. Aussi se contente-t-on d'un tamponnement léger à la gaze, sans ferripyrine.

Pendant l'opération, l'état du rectum a été vérifié à différentes reprises. Il était remarquable de voir le peu d'épaisseur de l'organe. A un endroit, même, il semblait qu'il n'y avait plus que la muqueuse ; aussi, par mesure de prudence, on a mis trois points de suture sur les fibres musculaires.

La prostate enlevée pèse 24 grammes ; elle est peu consistante et ne présente rien de particulier à la coupe.

Les suites opératoires immédiates ont été très simples. Le malade n'a eu ni choc, ni vomissement. La sonde fonctionne très bien, il sort un liquide légèrement teinté en rouge. Les mèches ont été enlevées le troisième jour. Le malade va bien ; à noter cependant qu'il a eu pendant trois jours des frissons intenses, avec température oscillant autour de 38 degrés, mais l'état général reste bon, l'appétit est satisfaisant, bien que la langue soit un peu sèche.

9 avril. — On enlève ce matin la sonde (neuvième jour après l'opération). La plaie périnéale est presque complètement cicatrisée. Avant d'enlever la sonde, on mesure la capacité vésicale ; le malade ne sent le besoin d'uriner qu'à 250

grammes. Le soir, il n'a pas encore uriné spontanément et il n'en a pas senti le besoin. La vessie ne paraît pas distendue. Quand il tousse ou quand on exerce une pression sur la région vésicale, on fait sortir de l'urine par le méat. Nous faisons mettre alors le malade debout et, aussitôt, il sort de l'urine en grande abondance par la plaie, tandis qu'il en sort 20 grammes par l'urètre. Aussitôt après, nous faisons le cathétérisme facilement, avec une sonde de Nélaton et nous trouvons un résidu de 100 grammes, assez clair, sauf les dernières gouttes.

18 avril. — Les mictions par la verge augmentent peu à peu ; elles atteignent aujourd'hui 200 grammes. Le reste passe par la plaie. En raison de l'état des urines, qui sont troubles, on fait, deux fois par jour, des lavages boriqués et nitratés. Il n'y a pas de résidu, mais il y a un peu d'incontinence nocturne et diurne.

2 mai. — Il ne passe plus d'urine par la plaie. Le malade urine trois ou quatre fois la nuit, toutes les deux heures et demie ou trois heures le jour ; il n'y a pas de résidu. La capacité vésicale atteint 430 grammes. Les urines sont très améliorées, elles sont presque claires. L'incontinence est uniquement diurne maintenant.

8 mai. — Le malade quitte le service en bon état. L'appétit est excellent, la langue humide, les selles sont régulières.

L'opéré est revu quatre fois dans le courant du mois de mai. Il continue à aller bien, il vide complètement sa vessie. Les urines sont toujours un peu troubles. L'incontinence diminue de jour en jour. Il porte un appareil.

Pendant le mois de juin, notre malade est allé moins bien. Il avait, en effet des résidus variant de 8 à 150 grammes.

Quoi qu'il en soit, cet état n'a été que passager et, à la fin du mois, les résidus redevenaient insignifiants ; ces résidus étaient limpides, alors que l'urine de la miction était assez trouble. Le nombre des mictions avait également augmenté : trois la nuit, sept le jour.

Juillet 1903. — L'opéré va bien. Son état général est excellent, les selles sont régulières, l'appétit bon. L'incontinence a totalement disparu ; le malade ne porte plus son appareil. Mictions toutes les deux heures et demie la nuit, toutes les trois heures le jour.

1er août. — Il continue à bien aller. Il faut noter cependant que la plaie périnéale s'est rouverte il y a quatre jours, laissant passer un peu d'urine. Mais, aujourd'hui, la plaie est de nouveau complètement fermée ; plus rien ne s'écoule par là.

Pas de résidu.

Urines encore un peu louches, sans albumine. Le malade a une miction la nuit et trois le jour. Pas d'incontinence.

Interrogé au point de vue génital, il nous déclare ne plus avoir d'érection depuis déjà deux ans avant l'opération.

15 novembre 1903. — Même état. Résidu nul.

17 janvier 1904. — Mictions : quatre à cinq la nuit pour 15 à 1600 grammes d'urine ; six à sept le jour, pour 3 litres. Résidu : 100 grammes. Capacité : 450 grammes. Cathétérisme facile. Déclare uriner « comme à 20 ans ». Pas d'incontinence. Bon état général.

OBSERVATION XVIII (10e prostatectomie)

DIAGNOSTIC : *Rétrécissement de l'urètre. — Electrolyse linéaire. — Prostatisme (?) — Rétention presque complète avec distension. — Urines louches. — Résidu, 350 à 900 grammes. — Prostatectomie périnéale. — Aucune amélioration.*

C..., Claude, cinquante-six ans, cocher à Lyon, rentre à l'hôpital Saint-Joseph, salle Saint-Pierre, n° 4, le 10 décembre 1902, pour fracture de côte.

C'est pendant qu'il est en traitement pour sa fracture de côte qu'il attire l'attention, le 2 janvier 1903, sur des troubles urinaires. Il se plaint d'uriner difficilement et souvent; il a cinq à six mictions la nuit et il éprouve une sensation de cuisson au bout de la verge. Il dit, en outre, être très constipé. Pensant que ces troubles sont dus uniquement au séjour prolongé au lit, on le fait lever et on le purge ; mais son état ne s'améliore pas. On l'examine alors au point de vue urinaire. Il faut noter tout d'abord que c'est un alcoolique invétéré ; pendant un premier séjour qu'il fit à l'hôpital Saint-Joseph, au mois de février 1900, également pour fracture de côte, il eut plusieurs accès de *delirium tremens.*

Comme antécédents spéciaux, il a eu une blennorragie à vingt ans. On lui aurait fait une urétrotomie interne il y a dix-huit ans. Il n'a pas eu la syphilis, pas de colique néphrétique, ni d'hématurie, ni de sable dans les urines. Voici l'état du malade, le jour où on l'examine :

Mictions : Elles sont fréquentes, cinq à six fois la nuit et autant le jour, et s'accompagnent de douleurs au bout de la verge. Elles nécessitent des efforts constants et le jet sort sans force, comme en bavant.

Urines : Un peu troubles, avec quelques filaments ; elles ne contiennent ni sucre, ni albumine, ni sang.

Urètre : Une boule n° 18 franchit un premier rétrécissement péno-scrotal et est arrêtée en avant du bulbe. Une boule n° 18 est également arrêtée. Une bougie n° 5 passe facilement.

Vessie : Est distendue; elle remonte presque jusqu'à l'ombilic.

Prostate : Le toucher prostatique donne peu de renseignements, en raison de l'état de distension de la vessie. Celle-ci une fois vidée, on sent la prostate non augmentée de volume, sans bosselure spéciale.

Reins et uretères : Non accessibles à la palpation, non douloureux.

Testicules : Normaux.

Etat général : Le malade tousse beaucoup ; expectoration muco-purulente abondante. A l'auscultation, signes de bronchite et d'emphysème dans les deux poumons.

9 janvier 1903. — Le malade est sondé trois fois par jour. Pas de miction spontanée. Urines satisfaisantes.

M. Rafin pratique aujourd'hui l'électrolyse linéaire sur la paroi supérieure. Electrolyseur n° 23. Le premier rétrécissement est franchi sans peine en deux minutes et demie, avec 7 ou 8 milliampères. Pour le second rétrécissement, on emploie 10 milliampères pendant trois minutes sans pouvoir franchir. Il y a un peu de sang. Le malade urine aussitôt après, difficilement.

25 janvier. — L'électrolyse a donné une très minime amélioration ; le malade urine un peu plus abondamment et un peu plus facilement, peut-être par regorgement. Les mictions se font six ou sept fois la nuit et autant le jour. Mais la vessie est restée distendue jusqu'à aujourd'hui. En outre, depuis huit jours, on fait de la dilatation progressive.

13 février. — Les mictions spontanées ne se sont pas maintenues. Actuellement, le malade ne pisse à peu près rien. On le sonde trois fois par jour, facilement, avec une sonde de Nélaton n° 18. La nuit, il garde la sonde à demeure. Les résidus varient de 300 à 1500 grammes. Les urines, d'abord très troubles, se sont rapidement éclaircies à la suite de lavages boriqués et nitratés.

5 mars. — Etat stationnaire. Même traitement : trois cathétérismes par jour, sonde à demeure la nuit. L'urine est toujours claire, sans sucre ni albumine. Pas de miction spontanée. La rétention est presque complète, c'est-à-dire que, si l'on tarde à sonder le malade, il urine quelques gouttes. Les résidus varient de 350 à 800 grammes.

2 avril. — Le malade continue à ne pas uriner (à peine un quart de verre par jour). Le toucher rectal, pratiqué aujourd'hui, révèle une prostate remarquablement petite. Le besoin d'uriner n'est réveillé qu'à 400 grammes et la sonde étant rélevée à 10 ou 15 centimètres, le malade doit faire effort pour expulser le liquide introduit dans sa vessie. Même traitement.

4 avril. — *Opération par* M. Rafin. *Prostatectomie périnéale.* Anesthésie au Billroth, sans incident. Après la préparation habituelle de la vessie, on fait l'incision bi-ischiatique. Dissection et isolement du bulbe; cet isolement se fait très soigneusement, en contournant le bulbe jusque sur l'urètre membraneux. Section du muscle recto-urétral ; en avançant pru-

demment, on pénètre dans l'espace décollable ; l'index sépare alors facilement la prostate du rectum. Mais la prostate est extrêmement petite, on la sent à peine, c'est surtout le lobe gauche qui est perceptible.

Incision de la capsule sur la ligne médiane : décortication difficile et incomplète à droite, facile à gauche. L'urètre est alors incisé sur une très minime étendue, 1 centimètre à peine. Le lobe droit, très petit, est extirpé en un seul morceau. L'index, introduit à ce moment par la brèche urétrale, est serré par un sphincter très résistant, mais il ne sent pas de lobe médian. La vessie n'est pas explorée. Après dégagement de la paroi urétrale, le lobe gauche est enlevé en deux morceaux. On aperçoit alors, adhérents au dernier fragment, les canaux déférents ; on en fait la ligature par transfixion au Repin. On introduit une sonde à béquille n° 22 et l'urètre est hermétiquement fermé par quatre points de suture au Repin.

Il n'y a pas eu d'hémorragie. On termine en plaçant deux mèches de gaze blanche.

La prostate enlevée pèse 7 grammes seulement. Pendant qu'on l'extirpait, on a remarqué qu'il s'écoulait un peu de liquide blanchâtre, puriforme.

Suites opératoires. — Le malade a très bien supporté l'opération. On a enlevé les mèches le second jour. L'état général a toujours été excellent ; la langue était humide et l'appétit bon. Les urines étaient satisfaisantes, ne contenaient pas de sang. Deux lavages étaient faits chaque jour. La sonde fonctionne bien. A la suite de l'application de gaze iodoformée autour du gland, le malade a eu pendant quelques jours de l'érythème de la verge et de la face interne des cuisses. En cinq jours, cet érythème a disparu sous l'influence de pansements à la vaseline.

21 avril. — On enlève aujourd'hui (dix-septième jour après l'opération) la sonde à demeure.

27 avril. — Les mictions spontanées atteignent 400 à 500 grammes en vingt-quatre heures ; chaque émission donne 100 grammes environ. Le cathétérisme, pratiqué régulièrement

deux fois par jour, et facilement, avec une sonde de Nélaton, donne des résidus variant de 400 à 600 grammes. L'état général est toujours bon, les urines sont satisfaisantes.

2 mai. — Les résidus augmentent de plus en plus, jusqu'à dépasser 700 grammes et les mictions spontanées deviennent insignifiantes. En raison de cet état de choses, le malade est sondé quatre fois par jour depuis le 28 avril. Les résidus oscillent encore entre 390 et 450 grammes.

15 mai. — Aucune amélioration. Trois cathétérismes par jour. Sonde à demeure la nuit. Résidus de 400 à 675 grammes. Les urines sont absolument limpides. A noter, en outre, que les anciens rétrécissements semblent se reformer ; une béquille n° 17 passe à frottement très dur.

25 mai. — Etat stationnaire. Même traitement.

18 juin. — Pas d'amélioration. On fait toujours trois cathétérismes par jour, donnant issue à des résidus variant de 250 à 550 grammes. Pas de miction spontanée. Sonde à demeure la nuit. Le malade n'éprouve le besoin d'uriner qu'à 420 grammes. Si l'on injecte 420 grammes dans la vessie et si l'on tient la sonde relevée avec la verge (17 centim.), il ne sort pas une goutte d'urine, sauf pendant les mouvements respiratoires.

La cystoscopie, pratiquée aujourd'hui, montre une vessie légèrement à cellules, mais pas de lobes prostatiques saillants (le diamètre du cystoscope correspond au 21 filière Charrière).

10 juillet. — Depuis le 22 avril, le malade est soumis tous les deux jours à une séance d'électrisation par les courants induits, d'une durée de huit à dix minutes. Ce mode de traitement n'a pas donné des résultats bien appréciables. Les résidus semblent cependant avoir un peu diminué, ils ne dépassent pas maintenant 450 grammes. Mais la miction spontanée est toujours insignifiante.

15 juillet. — Le malade part aujourd'hui, toujours dans le même état.

Août. — Même état. Rétention persiste.

Janvier 1904. — Etat stationnaire.

OBSERVATION XIX (11e prostatectomie)

DIAGNOSTIC : *Hypertrophie de la prostate. — Début en 1894. — Une rétention aiguë en 1902. — Rétention chronique incomplète avec distension. — Urines presque limpides. — Prostatectomie périnéale. — Orchite. — Guérison. — Résidu, 10 grammes. — Urines limpides.*

T..., Jean, soixante-quatre ans, demeurant à Lyon, rentre, le 29 août 1902, à l'hôpital Saint-Joseph, salle Saint-Pierre, n° 11, en pleine rétention.

Il n'y a rien de particulier à noter sur ses antécédents généraux et héréditaires. Personnellement, il a eu une blennorragie pendant son service militaire, en 1862. Il n'a jamais eu de colique néphrétique, ni d'hématurie, ni de sable dans les urines.

C'est vers 1894 que les troubles urinaires ont débuté. Le malade aurait toujours été « long à uriner », dit-il. A cette époque, il se levait sept ou huit fois la nuit ; il ne peut préciser le nombre de ses mictions le jour. Les urines auraient subi des alternatives de limpidité et de trouble, elles n'ont jamais été hématiques. Le malade n'a jamais été sondé.

Il y a quinze jours, il a eu une crise de rétention subaiguë qui s'est terminée par l'émission de quelques gouttes d'urine. Depuis ce moment, il n'a plus eu de repos, essayant à chaque instant de vider sa vessie et n'émettant que quelques gouttes. Hier encore, il voit le Dr Roche qui l'adresse à l'hôpital.

Voici l'état du malade, au moment où il arrive à l'hôpital :

Mictions : Sont très fréquentes. Il dit s'être levé au moins vingt fois la nuit dernière, n'émettant que quelques gouttes à la fois. Il aurait ainsi uriné un demi-vase environ. Ces mictions ne sont pas douloureuses, elles le soulagent, au contraire, si peu abondantes soient-elles.

Urines : Sont claires et limpides, sans sucre ni albumine. Pas d'hématurie.

Urètre : Une boule n° 20 franchit sans aucune difficulté.

Vessie : Enorme, distendue, remonte jusqu'à deux travers de doigt au-dessus de l'ombilic. On retire immédiatement 500 grammes d'urine claire.

Prostate : Modérément hypertrophiée ; le doigt en atteint facilement le bord supérieur ; mais elle est très dure, sans bosselure spéciale.

Reins : Ne sont pas accessibles à la palpation, ni douloureux .

Testicules : Rien de particulier.

Etat général : Médiocre. Langue un peu saburrale. Perte de l'appétit. Constipation habituelle.

Aux poumons, signes de bronchite et d'emphysème. Le malade tousse beaucoup et est très dyspnéique.

1er septembre. — La vessie a été vidée progressivement. Pour cela, on faisait deux cathétérismes par jour et l'on évacuait chaque fois des quantités variant de 800 à 1500 grammes. On terminait par un lavage substitutif. Enfin, ce soir, une évacuation brusque, qui a atteint par erreur 2000 grammes, a vidé la vessie.

Pendant le mois de septembre, le malade a été sondé régulièrement trois fois par jour. Les résidus variaient de 400 à 1200 grammes, mais pas de miction spontanée. L'état général s'est amélioré. L'appétit est revenu. A noter une hématurie le 5 septembre. Les urines restent claires, sans sucre ni albumine.

Les mictions spontanées n'ont commencé à se montrer qu'au mois d'octobre ; elles ont augmenté lentement et, à la fin du mois de novembre, elles atteignaient de 250 à 1400 grammes. Le malade était toujours sondé trois fois par jour ; les résidus avaient diminué d'une manière sensible, ils oscillaient entre 200 et 900 grammes.

Décembre. — L'état continue à s'améliorer lentement. Même traitement.

8 janvier 1903. — Toujours trois cathétérismes par jour. Le résidu vésical diminue particulièrement dans ces derniers

jours. Hier, il était de 300, 225 et 250 grammes. La miction spontanée a donné 1100 grammes. Le malade urine trois ou quatre fois la nuit et cinq ou six fois le jour. L'urine est toujours satisfaisante, parfois très limpide, parfois un peu louche. La polyurie du début a diminué.

5 février. — Etat stationnaire. Résidu de 200 à 460 grammes. L'urine de la miction se maintient entre 400 et 1300 grammes.

L'état général est bon, mais le malade tousse et crache beaucoup.

12 mars. — Légère amélioration ; le résidu est tombé aujourd'hui, à midi, à 175 grammes, et la miction spontanée s'élève à 1400 grammes.

Le malade tousse un peu moins.

19 mars. — Etat stationnaire. La quantité d'urine émise spontanément varie entre 1800 et 3100 grammes ; elle avoisine en général 2 litres. Le résidu se maintient entre 200 et 400 grammes, à chaque cathétérisme. Urine claire.

5 avril. — La situation ne s'améliore plus. Les résidus restent toujours élevés et les mictions spontanées n'augmentent pas. Aussi est-on décidé à intervenir.

Il tousse un peu (emphysème), le cœur est bon, sans intermittences, l'état général satisfaisant. Les urines sont à peine louches.

7 avril. — *Opération par* M. Rafin. *Prostatectomie périnéale.* Anesthésie au Billroth. En raison de son état pulmonaire, le malade a eu rapidement une cyanose intense ; tout s'est bien passé, cependant. Du reste, dans le cours de l'opération, on a fait de l'*anesthésie discontinue*. Le sujet était réveillé et causait avec les assistants.

Lavage de la vessie. Incision de Zukerkandl. Dissection et isolement du bulbe de l'urètre au bistouri, après section du raphé ano-bulbaire. On contourne le bulbe et l'on arrive bientôt sur l'urètre membraneux. A coups de ciseaux, on fend le muscle recto-urétral. Avec l'index, on écarte les fibres du releveur et l'on commence le décollement recto-prostatique. Cette manœuvre se fait facilement, malgré une hémorragie assez abondante. La prostate est enfin isolée. Elle paraît peu volumineuse et de consistance moyenne.

Incision de la capsule sur la ligne médiane : la décapsulisation, amorcée aux ciseaux, se fait, comme d'habitude, difficilement à droite et facilement à gauche. L'urètre est fendu sur une longueur de 15 millimètres. Extirpation du lobe droit, peu volumineux, par morcellement, car la glande est très friable. A ce moment, la sonde métallique, que l'on avait laissée, est enlevée, et l'index gauche, pénétrant dans la vessie, ne sent ni calcul ni lobe médian. Sur cet index servant de conducteur, on sculpte, en quelque sorte, la paroi urétrale ; puis le lobe gauche est extirpé par morcellement. On voit sourdre quelques gouttes de liquide blanchâtre. Est-ce du pus ? Est-ce du liquide prostatique ?

La brèche urétrale est fermée hermétiquement par quatre points de suture au Rep'n ; deux mèches, enfin, tamponnement de la plaie, qui saigne assez abondamment.

Avant la suture de l'urètre, on a mis une sonde à demeure (béquille n° 22).

Tout était terminé, le malade allait être transporté dans son lit, lorsqu'on s'est aperçu que la plaie saignait goutte à goutte. On enlève alors sans plus tarder les deux mèches, on place deux pinces à demeure et l'on tamponne fortement avec quatre mèches de gaze imbibée de ferripyrine.

La prostate enlevée pèse 34 grammes ; elle est molle et friable.

Suites opératoires immédiates normales. Le malade n'a eu ni choc ni vomissement. La sonde fonctionne bien ; deux lavages sont faits dans l'après-midi, amenant un liquide fortement teinté. Il n'y a pas d'hémorragie par la plaie, à peine un léger suintement rouge.

Les mèches et les pinces sont enlevées le second jour. Le malade va bien, la langue est bonne, l'appétit commence à revenir.

La sonde est sortie d'elle-même le 11 avril ; il est impossible de la remettre, on la supprime donc simplement. Jusqu'au 21, toutes les urines sont passées par la plaie. Ce jour-là, quelques gouttes ont commencé à sortir par la verge, mais le malade ne sent pas le besoin d'uriner.

24 avril. — Une béquille n° 20 a pu passer. On trouve 250 grammes d'urine très purulente, surtout les dernières gouttes.

30 avril. — Presque toute l'urine passe par la verge ; quelques gouttes seulement sortent par la plaie. Mais le malade a de l'incontinence ; il sent cependant par moments le besoin d'uriner. On continue les lavages biquotidiens ; les résidus, de 250, sont tombés à 150 grammes. Les urines sont très améliorées. Depuis quelques jours, orchite à droite.

2 mai. — L'état du malade s'améliore légèrement, mais d'une manière très irrégulière ; tantôt il se mouille beaucoup, tantôt l'incontinence semble avoir disparu, tout au moins la nuit. Cinq à six fois par jour, il sent le besoin d'uriner. Les selles ne sont pas encore régularisées. L'orchite est en voie de résolution ; elle n'a, du reste, amené aucune réaction générale, jamais d'élévation de la température.

9 mai. — Amélioration très sensible. Depuis trois jours, le malade urine toutes les cinq heures (une ou deux fois la nuit, deux ou trois fois le jour.) L'incontinence, qui a beaucoup diminué, est maintenant uniquement diurne. La capacité vésicale est de 140 grammes, les résidus sont tombés successivement à 125, 80 et enfin 30 grammes. Les urines sont encore un peu louches. L'état général est excellent. La plaie est complètement fermée.

23 mai. — Le malade quitte aujourd'hui le service. Il va bien, il urine très facilement, le jet est plein, lancé avec force. Il y a encore un peu d'incontinence. Les résidus se maintiennent entre 15 et 30 grammes. Les urines sont encore un peu louches. Les selles se régularisent peu à peu.

Le malade a été revu plusieurs fois dans le courant du mois de juin. La guérison persiste. Il urine deux fois la nuit et toutes les trois ou quatre heures le jour. Les urines sont presque claires, les résidus ont encore diminué : de 10 à 20 grammes. La capacité vésicale est montée à 170 grammes.

Mais il y a toujours une très légère incontinence, qui ne l'incommode, du reste, nullement.

27 juin. — Résidu, à peine 10 grammes. Urine presque claire.

18 juillet. — Le malade va toujours bien. Résidu, 8 grammes. Urine claire.

27 août. — Etat stationnaire. Résidu, 30 grammes, un peu louche.

Mictions faciles, au nombre de trois pendant la nuit, de 8 h. 1/2 du soir à 7 heures du matin.

10 octobre. — Résidu, 8 grammes. Urine claire. — Pas d'incontinence. Etat général excellent.

10 février 1904. — Le malade a trois mictions la nuit (de 10 heures du soir à 8 heures du matin) et fait 800 grammes d'urine ; il urine quatre fois le jour pour 800 grammes d'urine également.

Résidu, 10 grammes. Capacité, 280 grammes.

Urine assez trouble, légèrement alcaline ; albumine en assez grande quantité.

Cystoscopie : pas de calcul ; vessie à colonne. On voit autour du col une saillie assez marquée.

Toucher rectal : légère induration.

Etat général : très bon, sauf catarrhe et emphysème.

OBSERVATION XX (14e prostatectomie)

DIAGNOSTIC : *Hypertrophie de la prostate. — Début en 1898. — Rétention chronique incomplète avec distension. — Résidu, 225 à 500 grammes. — Urines infectées. — Prostatectomie périnéale. — Guérison. — Résidu, 20 grammes. — Urines un peu louches.*

C..., Pascal, soixante-huit ans, demeurant à Lyon, rentre, le 29 janvier, salle Saint-Pierre, n° 1, pour difficultés de la miction.

Il s'est toujours bien porté, et c'est encore un homme très

robuste. Comme antécédents spéciaux, il a eu une blennorragie à vingt ans, suivie de goutte militaire. Pas de syphilis, pas de colique néphrétique, jamais d'hématurie ni de sable dans les urines .

Il y a cinq ans que le malade a des difficultés pour uriner et que les mictions sont devenues plus nombreuses et douloureuses. Au début, il ne se levait que deux à trois fois ; peu à peu, il arriva à uriner cinq à six fois la nuit et autant le jour.

Dans le courant de l'année passée, vers le mois de septembre, les difficultés de la miction augmentant, il fut sondé une fois par jour par un médecin pendant trois semaines. Depuis lors, il n'a subi aucun cathétérisme.

Actuellement :

Mictions : Cinq à six fois la nuit et autant le jour. La marche, le travail ont une influence très nette sur le nombre des mictions. Légère douleur pendant l'émission.

Urines : Très troubles, alcalines, odeur fétide.

Ni sucre, ni albumine. Pas d'hématurie.

Urètre : Une boule n° 18 est arrêtée au bulbe ; une 16 passe facilement. Une 20 est arrêtée, mais passe bientôt, sous l'influence d'une pression lente et prolongée. Il s'agissait donc d'un spasme. Une sonde de Nélaton passe sans difficulté.

Vessie : Résidu, 125 grammes.

Capacité, 400 grammes.

Prostate : Prostate hypertrophiée, uniformément bombée, sans bosselure spéciale, de consistance dure.

Reins : Non accessibles ni douloureux à la palpation.

Testicules : Rien de particulier.

Etat général : Assez bon.

Le malade est resté jusqu'au 2 mars dans le service. On lui a fait régulièrement deux cathétérismes par jour. Les résidus variaient de 225 à 500 grammes et les mictions spontanées de 600 à 2200 grammes. Les urines se sont très peu améliorées. L'examen cystoscopique, pratiqué le 19 février, a montré une vessie à colonnes très marquées, le lobe médian prostatique était très hypertrophié, non pédiculé et, en arrière de lui, le bas-fond vésical se présentait comme un véritable trou.

Le malade, refusant l'intervention, part le 2 mars ; il vient se faire examiner deux fois, son état est stationnaire.

Enfin, le 19 avril, la situation ne s'améliorant pas, il rentre de nouveau, décidé à se faire opérer. Son état général est très amélioré, il a pris 3 kilogrammes. Il a essayé trois fois de se sonder chez lui, mais sans y parvenir. Les résidus et le nombre des mictions sont à peu près les mêmes. Les urines sont toujours très purulentes, mais sans odeur et la réaction faiblement acide.

22 avril 1903. — *Opération par* M. RAFIN. *Prostatectomie périnéale.* Anesthésie au Billroth sans incident. Préparation habituelle de la vessie. Incision courbe, convexe en avant, d'un ischion à l'autre. Découverte et section du raphé ano-bulbaire. On arrive alors sur le muscle recto-urétral, que l'on incise, le médius étant introduit dans le rectum. La séparation du rectum de la prostate se fait bien. Toute cette partie de l'opération a été aisée, l'écoulement de sang a été modéré et l'urètre membraneux n'a pas été lésé. Incision de la capsule sur la ligne médiane et décortication très facile des deux côtés.

On fend l'urètre prostatique sur une longueur de 2 ou 3 centimètres. Il n'y a, à ce niveau, que quelques millimètres d'épaisseur de glande. Le lobe droit est extirpé avec beaucoup de difficulté, car ce lobe fait une saillie très peu marquée, et l'on n'enlève que des fragments minuscules. On sent un lobe médian saillant en arrière ; c'est, du reste, ce qu'avait révélé l'examen cystoscopique du 19 février. L'extirpation du lobe gauche se fait bien.

Le doigt, introduit dans la vessie, ramène le lobe saillant dans la cavité du côté droit ; on le fait passer à travers l'urètre, et, chose curieuse, il se présente non pas par sa face muqueuse, mais par sa face prostatique. On enlève ainsi un gros fragment de forme lobulaire et de consistance fibreuse. Les désordres ont été assez importants ; cependant, le doigt est encore un peu serré quand on l'introduit dans la vessie.

L'urètre est assez bien restauré par quatre ou cinq points de suture au catgut Repin. On termine par l'excision de débris de la capsule.

Du côté gauche, la prostate a été coupée au ras de la vésicule séminale, dont on voit très bien la coupe. On ne fait pas de ligature. D'une façon générale, l'hémorragie a été modérée. Tamponnement de la plaie avec deux mèches de gaze. Sonde à demeure n° 22.

La prostate enlevée pèse 40 grammes.

Suites opératoires. — Elles ont été normales. Les mèches ont été enlevées le second jour. La sonde fonctionne bien. Sous l'influence de nombreux lavages, les urines se sont améliorées rapidement. L'état général du malade s'est maintenu excellent.

11 mai (dix-neuvième jour après l'opération). — On enlève la sonde et le malade urine quatre fois dans la nuit.

21 mai. — Le malade part complètement guéri. Voici son état à ce moment. Il urine trois à quatre fois la nuit et le jour toutes les deux heures et demie. Le cathétérisme est très facile avec une sonde de Nélaton n° 19 ; on trouve un résidu variant de 20 à 30 grammes. Le jet est plein, fort, le besoin n'est pas très pressant, le malade peut suspendre et reprendre la miction très facilement. Les urines sont encore un peu louches. La plaie périnéale est à peu près complètement cicatrisée.

Il n'y a pas d'incontinence, ni diurne, ni nocturne. La capacité vésicale atteint 200 grammes. L'état général est excellent, l'appétit est bon, la langue humide, les selles sont régulières. Enfin, l'opéré dit avoir eu des érections (?)

OBSERVATION XXI (17e prostatectomie)

DIAGNOSTIC : *Prostatisme. — Début en 1893. — Rétrécissement. — Blennorrée chronique. — Prostatite chronique. — Orchites à répétition. — Rétention chronique presque com-*

plète avec distension. — Polyurie. — Se sonde cinq fois par jour. — Résidu, 600 grammes. — Urines louches. — Prostatectomie périnéale. — Résection des canaux déférents. — Ouverture du cul-de-sac péritonéal. — Incontinence. — Résidu de 80 à 120 grammes. — Urines louches.

B..., soixante-six ans, négociant à Lyon, rentre à l'hôpital Saint-Joseph, salle Saint-Louis, chambre n° 1, le 2 juin 1903, pour y subir la prostatectomie.

Il jouit d'une assez bonne santé habituelle, il est marié et a trois enfants bien portants. Comme antécédents spéciaux, il a eu quatre blennorragies, la première à dix-huit ans, la deuxième à vingt ans, la troisième à vingt-deux ans, la quatrième à vingt-quatre ans. Pas de blennorragie cordée ni d'urétrorragie. A vingt-cinq ans, il eut une orchite à gauche. Il a toujours gardé une goutte urétrale ; il s'est marié à vingt-huit ans (sa femme n'a jamais eu de pertes blanches ni d'affections utérines). A vingt-deux ans, il fut cathétérisé par M. Rollet, il avait un rétrécissement qui nécessita une dilatation de deux mois. Il se passa ensuite lui-même tous les six mois une bougie n° 23, jusqu'en 1870, où il eut une hématurie avec douleur dans les reins. Depuis lors, il se sonda une fois ou deux seulement jusqu'en 1893. A cette époque, il alla voir M. Rafin ; il urinait une fois la nuit et toutes les deux heures le jour. Les urines étaient troubles. M. Rafin constata l'existence d'un rétrécissement en avant de la région bulbaire ; une boule n° 16 le franchissait facilement. La prostate était un peu hypertrophiée, bombée, dure, avec, à gauche, un noyau saillant gros comme un pois. Le malade fut soumis à des instillations de nitrate d'argent dans l'urètre postérieur et à la dilatation progressive jusqu'au n° 25.

Le malade fut revu un an après, en décembre 1894, il avait toujours du suintement urétral, se traduisant par de larges taches vertes à la chemise. Les urines étaient encore troubles et filamenteuses. Une boule n° 19 passa facilement, avec une sensation de resserrement immédiatement avant le sphincter.

M. Rafin voit de nouveau le malade en 1897 ; il a, à ce moment, une légère poussée d'épididymite gauche ; il se sonde de temps en temps et il trouve des résidus de 150 grammes. La prostate paraît plus grosse qu'au premier examen.

De 1897 à 1899, il se sonde une fois le soir et se fait un lavage à l'eau boriquée ou au protargol à 2/000. Le nitrate a été mal supporté. Le résidu vésical est de 300 grammes. Les urines sont toujours purulentes. Depuis six mois, un peu d'incontinence nocturne.

De 1899 à 1901, le malade se fait deux cathétérismes par jour, matin et soir ; 650 grammes de résidu chaque fois. Se sondant à 10 heures du soir, il urine à 2 heures du matin, puis toutes les heures et demie, et, en outre, il se mouille abondamment en dormant. Au mois de juillet, il se sonde à 2 heures du matin (donc trois cathétérismes par jour) et ne se mouille plus.

Miction spontanée, 1600 grammes.

Les urines sont toujours louches, avec des traces d'albumine, pas d'hématurie. Une boule 23 franchit, avec un ressaut net, à l'entrée de la portion membraneuse de l'urètre.

Au mois d'août, orchite à gauche.

En décembre, les résidus augmentent : trois cathétérismes par jour, aemnant 700, 750 et 800 grammes d'urine. La prostate est très grosse, on atteint difficilement le bord supérieur. Etat général bon, bon appétit, mais langue un peu sèche.

Pendant l'année 1902, le malade est obligé de se sonder quatre fois par jour. Chaque résidu est de 600 grammes. Polydips'e (3 litres). La cystoscopie, pratiquée au mois de janvier, montre une vessie légèrement à colonnes. Pas de calcul, pas de tumeur, pas de lobe particulièrement saillant. La miction spontanée atteint 150 grammes à peine.

Au mois de mars 1903, cinq cathétérismes deviennent nécessaires, avec 650 grammes de résidu. La quantité d'urine spontanée reste la même. Depuis plusieurs années, le malade a tous les ans une petite orchite de huit jours à gauche. Les urines sont toujours louches. (Il importe de dire que ce malade ne se présentait chez M. Rafin qu'à intervalles éloignés et se soignait à sa guise.)

Enfin, le malade rentre le 2 juin, pour y subir la prostatectomie ; il s'est décidé lui-même, après avoir pris connaissance des récents travaux sur la question.

L'état général est passable. La langue est souvent sèche.

4 juin 1903. — *Opération par* M. Rafin. *Prostatectomie périnéale.* Résection des canaux déférents. Après lavage ordinaire de la vessie, incision de Zukerkandl. Section du raphé et isolement du bulbe. Incision des plans jusqu'à l'espace décollable. Mise à nu de la prostate.

Section de la capsule sur la ligne médiane. La décortication a été particulièrement difficile et incomplète à gauche. Ouverture de l'urètre. L'extirpation des deux lobes prostatiques a été difficile ; la glande est très dure et on n'a pu l'enlever que par morcellement, en sept ou huit fragments. Dans le lobe droit, on a trouvé trois ou quatre petits calculs réunis ensemble dans une loge et entourés de fongosités. Pendant l'extirpation du lobe droit, on a ouvert avec le doigt un petit abcès. (Ceci donne l'explication de l'écoulement urétral qui incommodait le malade depuis si longtemps.)

Le cul-de-sac péritonéal semble avoir été ouvert d'un coup de ciseaux donné sur le fond de la prostate pour détacher le dernier fragment. On met deux pinces de Kocher à demeure.

L'urètre prostatique a été bien disséqué et n'a pas été lésé, ni l'urètre membraneux.

Quand on introduit le doigt dans la vessie, on ne sent pas de lobe saillant ou plutôt on perçoit un lobe qui paraît faire saillie dans la vessie, mais on le repousse et il s'énuclée en doigt de gant. C'est un véritable nodule fibreux. Après son extirpation, il ne semble pas que ce lobe vienne de la vessie, mais qu'il s'agit de la portion médiane et supérieure de la prostate. Il n'y a pas de bas-fond notable. Restauration habituelle de l'urètre, après introduction d'une sonde n° 23. Tamponnement de la plaie à la gaze ferripyrinée.

L'hémorragie a été assez abondante pendant l'opération, mais, après celle-ci, elle a été plus modérée qu'à l'ordinaire et, en particulier, il n'est pas sorti de sang par la sonde.

La prostate enlevée pèse 45 grammes.

Suites opératoires. — On a enlevé les pinces de Kocher et les mêches au bout de quarante-huit heures. La perforation du Douglas n'a eu aucune importance : le malade a fait des gaz le jour de l'opération, n'a pas eu de vomissements ni de ballonnement du ventre. Le rectum est indemne au toucher ; les gaz, du reste, sortent par l'anus.

L'état général du malade est bon, il a cependant la langue un peu sèche. La sonde fonctionne bien, mais l'eau des lavages ressort très vite par la plaie. De nombreux débris sphacélés s'éliminent par la plaie.

La sonde a été enlevée le quinzième (?) jour, plus tôt qu'on ne l'aurait voulu, mais elle était bouchée et l'on n'a pas pu en remettre une autre.

30 juin. — Toute l'urine passe par la plaie involontairement, le malade n'a pas la sensation du besoin d'uriner. Depuis deux ou trois jours, quelques gouttes sortent par la verge. La plaie est presque cicatrisée, sauf une fistule. Il faut tenir compte qu'il y a eu du sphacèle de la plaie, dont la cause peut être recherchée dans l'action de la ferripyrine et de la dilacération avec les doigts, ou peut-être l'action de l'urine. Ceci et l'ablation prématurée de la sonde expliquent pourquoi l'issue de l'urine par l'urètre a été retardée.

L'état général est excellent : appétit très bon, langue bien meilleure. Par la percussion, il n'est pas certain que la vessie soit vide.

23 juillet. — Aujourd'hui seulement, il ne passe pas d'urine par la plaie.

20 août. — Il y a quatre jours, s'est mouillé un peu par la plaie. L'incontinence diurne tend à diminuer, en ce sens que le malade sent le besoin d'uriner. Il pisse, en dehors de ce qu'il perd, 800 grammes. Les mictions sont nombreuses (six

à sept la nuit), parce que le malade ne veut pas se mouiller. Le jour, il porte un appareil. L'urine tend à s'améliorer.

Depuis deux ans avant l'opération, il n'a plus d'érections.

Octobre. — L'incontinence va mieux. Le malade peut rester une heure la nuit sans se mouiller ; s'il reste deux heures, il urine un peu au lit. Il pisse en bavant, rarement avec un jet. Pendant le jour, il urine 800 grammes, pendant qu'il boit dans la journée 2 litres 1/2 ; la nuit, il urine 1400 grammes. Les selles sont régulières, l'appétit est bon, l'état général excellent, le teint frais. La langue est cependant un peu sèche et, souvent, le malade a mauvaise bouche.

Mictions : Tous les trois quarts d'heure le jour, toutes les heures la nuit.

Urines : Premier verre assez louche, d'odeur assez forte, acide.

Deuxième verre un peu louche.

Un peu d'albumine.

Le cathétérisme est facile avec une sonde de Nélaton n° 19. Les résidus sont très variables, ils oscillent entre 40 et 150 grammes.

27 octobre. — Le malade se sonde une fois par jour, quelquefois deux. Les résidus sont les mêmes (150-40 grammes). Depuis qu'il se sonde, il dit avoir moins mauvaise bouche.

17 novembre. — Se sonde tous les trois ou quatre jours seulement, le plus souvent le soir. Quand il se sonde le matin, il trouve un résidu de 80 grammes ; s'il se sonde le soir, le résidu atteint 100 grammes. Les urines sont toujours un peu troubles.

Le malade urine toutes les deux heures, la nuit comme le jour. Toujours pas de jet.

L'état général reste bon ; cependant l'appétit aurait diminué ; il est vrai que le malade est enrhumé depuis quelques jours. En outre, légère douleur dans les reins et au testicule droit.

15 décembre. — Résidus variant de 80 à 120 grammes. —

Urines troubles. Langue toujours un peu sèche. A maigri. Albumine. Se sonde une fois tous les deux jours.

5 janvier 1904. — Se sonde tous les deux jours. Résidu, 110 grammes. Urine trouble. Quantité : la nuit 1500 grammes ; le jour, 600 grammes.

L'incontinence persiste. L'état général laisse à désirer ; la langue est un peu sèche, l'appétit médiocre. Un peu de sang au cathétérisme.

Janvier. — Etat stationnaire.

OBSERVATION XXII (18e prostatectomie)

DIAGNOSTIC : *Hypertrophie de la prostate. — Début en 1883. — Une rétention aiguë. — Rétention incomplète sans distension. — Se sonde quatre fois par jour. — Résidu, 100 à 300 grammes. — Urines infectées. — Prostatectomie périnéale. — Orchite. — Guérison. — Résidu nul. — Urine claire.*

R... Simon, soixante-six ans, cultivateur à Montfavet (Vaucluse), rentre à l'hôpital Saint-Joseph, salle Saint-Pierre, n° 16, le 14 juillet 1903, pour troubles de la miction.

Il n'a pas d'antécédents généraux ; il a toujours joui d'une bonne santé, a eu seulement un accès d'asthme. Il n'a pas non plus d'antécédents spéciaux ; il nie la blennorragie et la syphilis ; il aurait eu néanmoins une orchite, il y a vingt ans. Jamais de coliques néphrétiques, jamais de sable dans les urines, jamais d'hématurie.

Il y a vingt ans que les troubles urinaires ont débuté. Le malade avait à cette époque une dysurie légère, avec pollakyurie. Il avait remarqué également qu'à la suite d'excès de boisson ou de fatigue, il avait un écoulement urétral. Depuis trois ans, la maladie s'est aggravée ; il eut à ce moment un accès de rétention aiguë, terminée par un cathétérisme pratiqué par un médecin. Depuis cette époque les urines sont troubles et il se sonde quatre fois par jour; il n'a pas eu d'orchite. Il se cathétérise difficilement avec une Nélaton, assez facilement avec une béquille n° 17. Chaque cathétérisme serait suivi d'une hématurie légère.

Actuellement :

Mictions : en dehors des cathétérismes, le malade urine toutes les deux heures, la nuit comme le jour, et éprouve une légère douleur pendant la miction.

Urines : légèrement troubles, sans odeur, réaction acide. Léger disque d'albumine, pas de sucre, pas de sang.

Urètre : une boule n° 18 franchit très aisément l'urètre antérieur, mais passe à frottement très serré dans l'urètre prostatique. Une sonde de Nélaton n° 16 passe facilement.

Vessie : résidu, 200 grammes.

Capacité, 240 grammes. On injecte 250 grammes et le malade ne peut en uriner que 25 grammes. Il a du reste remarqué que, lorsque sa vessie est bien pleine, il ne peut uriner.

Prostate : volumineuse, de consistance dure.

Rien de particulier du côté des *reins* et des *testicules*.

L'état général est bon ; l'appétit est conservé, la langue est humide. Aux poumons, signes d'emphysème. Rien au cœur.

20 juillet. — Depuis son entrée, le malade est sondé et lavé trois fois par jour ; les résidus varient de 100 à 300 grammes. Il se sonde en outre lui-même une fois ou deux dans le courant de la nuit. Les urines sont presque limpides.

21 juillet. — *Opération par* M. RAFIN. *Prostatectomie périnéale* Après mise en place d'une sonde en gomme et lavage, incision courbe à convexité antérieure d'un ischion à l'autre. Section du raphé ano-bullaire, puis du muscle recto-urétral. On procède alors, peut-être d'une manière un peu prématurée, au décollement recto-prostatique.

Incision de la capsule sur la ligne médiane ; la décortication est assez difficile.

Section de la prostate, en commençant à son bec, sur une longueur de 2 à 3 centimètres. Le tissu prostatique est assez épais, mais n'atteint pas, semble-t-il, 1 centimètre, surtout en avant vers le bec. Puis le lobe droit est saisi avec des pinces à quatre dents; son tissu se déchire avec la plus grande facilité et empêche de faire aucune traction sérieuse. L'urètre est sculpté aux ciseaux et le lobe droit est enlevé par morcellement involontaire en trois ou quatre fragments. A gauche, l'ablation se fait mieux et le lobe est enlevé d'une seule pièce.

Le doigt est alors introduit dans la vessie ; on constate qu'il reste du tissu prostatique sur la ligne médiane et que le lobe médian fait dans la vessie une légère saillie, non pédiculée. Ablation du lobe médian extérieur et de deux fragments, l'un droit, l'autre gauche. Puis le doigt est de nouveau introduit dans la vessie et appuyé fortement sur le lobe resté saillant pour faire saillir cette petite masse et non pour la ramener par l'urètre, car elle n'est pas pédiculée. Ce lobe ne forme pas une masse isolée ; c'est une couche de tissu glandulaire qui double la muqueuse urétro-vésicale ; elle a une épaisseur de 4 millimètres environ. La détacher de la muqueuse serait s'exposer à perforer la vessie ; on se contente alors de l'enlever avec les ciseaux courbes, de façon à amincir autant que possible. Quand cette manœuvre est terminée, le doigt, introduit dans la vessie, perçoit une dépression au lieu d'une saillie. Le doigt permet en même temps de constater que l'urètre prostatique est bien libéré et que la prostate est bien enlevée. Il constate également que l'orifice du col est large, mais conserve encore une certaine tonicité.

On résèque une languette d'urètre de 4 à 5 millimètres; il y a aussi une petite perforation sur la lèvre gauche, dont on ne se préoccupe pas. Enfin, on restaure le canal, par trois points de suture au catgut Repin ,après introduction d'une sonde à béquille n° 22.

L'hémorragie a été peu abondante pendant l'opération ; on

termine par un tamponnement de la plaie à la gaze simple. On se rend compte, enfin, par le toucher rectal, que le rectum n'a pas été déchiré ; il est seulement aminci.

La prostate enlevée pèse 40 grammes ; le lobe gauche présente de véritables petits fibromes. Le lobe droit est au contraire mou, friable.

Suites opératoires. — Les mèches ont été enlevées le troisième jour. Le malade va bien ; il n'a pas eu de choc ; la sonde fonctionne bien ; on fait plusieurs lavages par jour.

29 juillet. — On enlève aujourd'hui, huitième jour après l'opération, la sonde à demeure, parce que le malade se plaint de douleurs, du reste légères, dans la vessie. Un peu d'urine passait par la plaie.

30 juillet. — La miction par la verge est revenue immédiatement, mais d'une manière involontaire ; la plaie donne encore issue à un peu d'urine.

1er août. — Depuis deux jours, la température est assez élevée, mais l'état général reste bon ; la langue est humide. On constate ce matin qu'un épididyme est douloureux et augmenté de volume. Le malade n'a uriné qu'une fois la nuit dernière ; le reste du temps, il a perdu ses urines. La vessie paraît vide à la percussion.

4 août. — Cinq mictions en vingt-quatre heures. Il passe une petite quantité d'urine par la plaie. Le malade ne se mouille plus en dehors des mictions, sauf quand il tousse. Le testicule est encore un peu gros.

11 août. — Amélioration très sensible. Le malade urine quatre fois la nuit (nuit de douze heures) et autant le jour, en somme toutes les trois heures. L'urine est un peu louche, sans odeur. Depuis deux ou trois jours, la plaie périnéale est complètement étanche ; elle est, du reste, en bonne voie de cicatrisation, il persiste seulement un bourgeon charnu. L'incontinence a presque disparu ; la nuit, elle n'existe pas. Le jour, le malade perd une goutte d'urine quand il tousse ou quand il éternue. Le résidu atteint 10 grammes à peine et la capacité vésicale est de 180 grammes. Enfin, l'état général

est excellent; l'appétit est bon et les selles sont régulières depuis huit jours.

Le malade quitte l'hôpital le vingt-troisième jour après l'opération.

25 novembre 1903. — Le malade nous fait savoir par le Dr Sabatier, du Pontet, que son état est parfait. Il fait de la bicyclette !

14 décembre 1903. — Le malade nous écrit :

Etat général excellent.

Urine claire, 580 grammes le jour, 690 grammes la nuit.

Mictions : trois à quatre la nuit, cinq le jour. Le jet est gros.

Résidu nul.

Pas d'incontinence, même en toussant.

Constipation légère.

Quant aux fonctions génitales, il répond d'une façon un peu énigmatique : « Léger plaisir, mais plus d'huile dans la lampe » !

OBSERVATION XXIII (19e prostatectomie)

Diagnostic : *Hypertrophie de la prostate. — Début en 1897. — Quatre orchites. — Rétention incomplète avec distension. — Résidu, 100 à 600 grammes. — Se sonde deux fois par jour. — Urines infectées. — Prostatectomie périnéale. — Résection des canaux déférents. — Guérison. — Résidu : 0. — Urines limpides.*

D... Louis, soixante ans, propriétaire à Saint-Gengoux-le-National (Saône-et-Loire), rentre à l'hôpital Saint-Joseph le 23 juillet 1903 pour troubles de la miction.

Ce malade a un passé pathologique assez chargé ; il a eu, notamment, la fièvre typhoïde à onze ans ; à trente-huit ans, il se fit une fracture du col du fémur, qui lui a laissé une claudication très accusée ; enfin, à cinquante ans, il a eu une broncho-pneumonie. Il n'a pas d'antécédents spéciaux : ni blennorragie, ni syphilis ; il n'a jamais uriné du sable ou des graviers ; il n'a jamais eu d'hématurie.

Depuis une date indéterminée, il se levait une à trois fois la nuit pour uriner ; mais il y a six ans que la pollakyurie, principalement nocturne, a augmenté, avec apparition d'une dysurie légère. Il y a cinq ans, il fut soigné à l'Institut Saint-Louis, au moyen de lavages, par le Dr X... Depuis cette époque, il se sonde deux fois par jour ; les urines sont troubles depuis trois ans. Enfin, il y a six mois, il a éprouvé de vives douleurs pendant la miction. A noter également qu'il a eu quatre orchites.

Actuellement :

Mictions : le malade urine toutes les deux heures, la nuit comme le jour ; chaque miction est de 150 grammes environ. En outre, il se sonde deux fois par jour.

Urines : troubles, d'odeur ammoniacale, de réaction acide ; gros disque d'albumine, pas de sucre, pas de sang.

Urètre : une boule n° 18 passe d'abord sans aucune sensation, puis est arrêtée à la partie la plus profonde de l'urètre antérieur. Des Béniqué nos 36 et 41 passent aisément sur conducteur.

Vessie : Résidu, 800 grammes.

Prostate : grosse, de consistance dure, sans bosselure spéciale.

Reins : on sent peut-être le rein gauche ; il ne semble pas, du reste, bien augmenté de volume.

Rien de particulier aux testicules.

Etat général : satisfaisant ; langue humide. Appétit conservé, mais constipation habituelle. Malgré l'albumine, il n'y a pas d'œdème des membres inférieurs. Ceux-ci sont le siège de douleurs rhumatoïdes. Aux poumons, signes d'emphysème.

Rien au cœur.

4 août. — Les huit premiers jours après son entrée, le malade a été sondé deux fois par jour avec des résidus de 400

à 1050. Puis, le 1er et le 2 août, il a gardé la sonde à demeure, suivie de rétention complète pendant deux jours. A partir d'aujourd'hui, on le sondera trois fois par jour. On passe ce matin un Béniqué n° 48 sans conducteur.

11 août. — Trois cathétérismes par jour. Le malade se sonde lui-même une fois par nuit, exceptionnellement deux fois. En dehors des cathétérismes, il urine une fois la nuit et une fois le jour. Les résidus dépassent 600 grammes. Les urines sont très améliorées.

12 août. — *Opération par* M. Rafin. *Prostatectomie périnéale*. On commence par faire la résection des canaux déférents, puis lavage de la vessie et incision de Zukerkandl. Dissection à petits coups de ciseaux au ras du bulbe ; section du raphé ano-bulbaire et isolement du bulbe. On aperçoit bientôt le muscle recto-urétral, que l'on fend et l'on pénètre ainsi dans la zone décollable. Après dénudation de la prostate, celle-ci est encore recouverte par une couche d'apparence musculaire, comme si le décollement n'avait pas suivi la glande d'assez près.

Incision de la capsule sur la ligne médiane et décortication facile. Puis l'urètre est incisé et l'on procède alors à l'extirpation de la prostate. Le lobe droit est enlevé en deux morceaux ; on introduit ensuite le doigt dans l'urètre et la vessie et l'on sent le lobe gauche volumineux, avec une saillie non pédiculée à la partie inféro-latérale gauche. Le doigt est serré ; on a bien l'impression que, si l'opération s'arrêtait là, elle ne serait pas suffisante. Le lobe gauche est extirpé en un seul fragment ; le doigt, introduit de nouveau dans la vessie, est absolument libre, il l'est même trop. Il y a eu ici déchirure du col, surtout à droite, ce qui fait craindre de l'incontinence d'urine. Il n'y a pas de calcul dans la vessie. On n'a peut-être pas suffisamment disséqué aux ciseaux la paroi urétrale.

L'infection étant assez marquée, on met une sonde à demeure et en même temps un drain cysto-périnéal. Puis on place un seul point de suture au catgut Repin sur l'urètre.

A droite, il y a une solution de continuité sur la paroi latérale du canal. On termine par un tamponnement à la gaze simple.

La prostate enlevée pèse 40 grammes. Un des fragments du lobe droit constitue un véritable petit fibrome. Le lobe gauche contient dans son épaisseur un petit abcès, ou plutôt un kyste rempli de liquide d'aspect purulent.

Suites opératoires. — Le malade va bien ; il n'y a pas eu d'hémorragie. Ablation des mèches le troisième jour. La sonde fonctionne bien.

22 août. — Pendant ces quatre derniers jours, la plaie laissait passer toute l'urine. Mais aujourd'hui la sonde fonctionne bien.

30 août. — La sonde a été enlevée avant-hier (seizième jour après l'opération). La miction spontanée est revenue immédiatement. Pas une goutte ne passe par le périnée. Il urine trois fois le jour et trois fois la nuit, le jet est large. Pas d'incontinence. Les urines sont très améliorées, encore louches cependant.

L'état général est bon, bon appétit.

5 septembre. — Une sonde de Nélaton n° 16 passe facilement. Pas de résidu.

25 novembre 1903. — Etat général bon, a engraissé, selles régulières. Un peu d'eczéma du scrotum.

Miction : quatre fois par jour.

Couché à 10 heures, levé à 8 ou 9 heures, se lève trois fois la nuit et, depuis quelques jours cinq fois.

Pas d'incontinence, quand il a envie d'uriner, il peut se retenir. Parfois le jet est puissant quand il en a bien besoin, parfois pisse sur ses bottes.

Pas d'érection, en avait avant l'opération.

Urine, 150 grammes (devant moi) à la fois.

Résidu nul. Un peu d'albumine. L'urine est assez trouble ; celle du résidu est peu trouble, acide, un peu d'albumine.

Décembre 1903. — Trois à cinq mictions la nuit pour 2 litres d'urines ; quatre mictions le jour pour 1 litre 1/2.

Un peu de sensibilité en urinant. Toucher rectal : à droite, pas de prostate, lobe bien aplati ; à gauche, on sent un nodule un peu saillant, de la dimension d'une noisette.

Reins non accessibles.

OBSERVATION XXIV (21e prostatectomie)

DIAGNOSTIC ET RÉSUMÉ : *Hypertrophie de la prostate. — Premiers troubles urinaires remontant à dix ans, mais aggravation depuis deux ans. — Rétention incomplète chronique sans distension. — Se sonde depuis sept mois. — Urines purulentes. — Prostatectomie périnéale. — Mort le quarantième jour.*

M... Jules, soixante-quinze ans, comptable à Lyon, rentre salle Saint-Pierre, n° 1, le 15 octobre 1903, pour hypertrophie de la prostate.

Pas d'antécédents héréditaires. Personnellement, bonne santé habituelle, n'a jamais fait de maladie grave. Comme antécédents spéciaux, il nie la blennorragie, mais il aurait eu un chancre. Jamais de colique néphrétique, jamais de sable dans les urines.

Depuis dix ans, ce malade a des mictions un peu plus fréquentes. Son état s'est surtout aggravé depuis deux ans : trois à cinq mictions la nuit, toutes les deux heures le jour. Au mois de janvier 1903, il se serait aperçu que ses urines étaient troubles ; il urinait à cette époque toutes les heures, nuit et jour ; les mictions étaient douloureuses et s'accompagnaient de ténesme rectal. Au mois d'avril, il vit M. Rafin. Depuis ce moment, il se sonde deux à trois fois par jour. Il a eu deux accès de fièvre, il y a un mois, mais ni hématurie, ni orchite.

Au moment de son entrée dans le service :

Mictions : le jour, toutes les demi-heures ; la nuit, tous les quarts d'heure.

Légères douleurs après la miction, irradiées à l'anus.

Urines: troubles, légèrement odorantes, réaction acide, sans sucre, ni albumine.

Urètre: une boule n° 18 passe facilement; de même une sonde de Nélaton n° 18.

Vessie: non distendue. Capacité, 380 grammes. Résidu, 115 grammes.

Cystoscopie le 27 octobre 1903; on ne découvre aucun calcul.

Prostate: volumineuse, dure, sans bosselure.

Reins: non douloureux, non accessibles à la palpation.

Testicules: rien de particulier à noter.

Etat général: assez bon, bien que le malade dise avoir beaucoup maigri.

La langue est saburrale, la constipation habituelle, l'appétit médiocre.

Rien au cœur, ni aux poumons.

28 octobre. — Depuis son entrée, le malade a été sondé régulièrement d'abord deux fois, puis trois fois, et enfin quatre fois par jour. Les résidus varient de 150 grammes à 375 grammes. Comme miction spontanée, il urine environ 200 à 400 grammes la nuit en 6 à 8 mictions, et 400 grammes le jour en 7 à 13 mictions. Les urines sont troubles. L'état général est toujours assez bon. La langue est humide. L'appétit passable.

29 octobre. — *Opération par* M. RAFIN. *Prostatectomie périnéale.* Lavage habituel de la vessie ; sonde à béquille dans la vessie. Incision de Zukerkandl. Dissection et isolement du bulbe à l'ordinaire. Le décollement de la prostate est un peu difficile, comme s'il y avait des adhérences. Hémorragie assez abondante.

Incision de la capsule sur la ligne médiane. Le décollement est assez aisé à droite, où il y a comme deux feuillets, plus difficile et incomplet à gauche. Incision de la prostate sur une longueur de 3 centimètres, depuis le bec jusqu'à la partie médiane. On isole la paroi urétrale à droite, puis l'on introduit le doigt derrière la prostate et l'on amène ainsi le lobe droit en entier. Mais il y a un peu de déchirure de la capsule et une grosse artère saigne ; pince à demeure. A gauche, le lobe est enlevé par fragments.

Le doigt, introduit dans la vessie, ne constate pas de lobe saillant ; mais on sent qu'il reste en arrière sur la ligne médiane un fragment assez gros, qui ne fait pas saillie dans la vessie, mais épaissit l'urètre. On l'enlève en rasant l'urètre aux ciseaux, le doigt étant maintenu dans la vessie. On sent alors que l'urètre prostatique est bien assoupli. L'index pénètre aisément dans la vessie ; toutefois, il n'y a pas de dilacération du col et on sent encore une légère tonicité. En revanche, on constate à ce moment que l'urètre membraneux est fendu sur toute sa longueur, un peu à gauche, comme si on l'avait fendu aux ciseaux. La lèvre droite, en effet, présente un bord aussi net que celui que produiraient les ciseaux ; la lèvre gauche, au contraire, est un peu dilacérée. Cette déchirure a dû se produire en tirant sur le lobe gauche.

L'hémorragie a été assez abondante. Tamponnement et pinces à demeure. Drain périnéal. Pas de suture de l'urètre prostatique ni de l'urètre membraneux. Pas de sonde à demeure.

La prostate enlevée pèse 37 grammes. Pendant l'extirpation du lobe droit, il s'était écoulé un peu de liquide d'aspect purulent. Dans la prostate, on ne trouve qu'un seul adénome, du volume d'une petite noisette. Le reste est de texture homogène, sans adénome, et l'on y voit comme des vermiotes analogues à celles du cancer.

Suites opératoires. — Le malade va bien ; il n'a pas saigné. On enlève les pinces le deuxième jour. Le drain périnéal fonctionne très bien ; l'urine s'écoule entièrement par là et le malade n'est pas mouillé. Ce drain périnéal est enlevé le 8 novembre, c'est-à-dire le dixième jour après l'opération. La plaie est en bon état.

17 novembre. — L'état général du malade est excellent. Il

perd toutes ses urines par le périnée ; rien ne s'écoule par le méat.

26 novembre. — Un peu d'urine commence à passer par le canal.

3 décembre. — Il y a de l'encombrement du rectum, qu'on est obligé de vider avec le doigt à plusieurs reprises ; le malade se plaint d'aller à la selle involontairement, ce qui est attribuable à cet encombrement. Les selles sont décolorées. Ce matin, après une longue séance de déblaiement rectal, il vomit son déjeuner, puis de la bile à plusieurs reprises. A 10 heures, on lui donne une purge qu'il vomit et il continue ensuite à vomir de la bile dans la journée. On le laisse à la diète.

L'urine est claire ; pas de cathétérisme depuis l'opération.

4 décembre. — Les vomissements bilieux continuent. Se plaint d'avoir eu des crises dans la nuit, comme des contractions, mais pas de frisson.

5 décembre. — Le malade ne prend qu'un peu de potion de Rivière, qu'il ne vomit pas, et de la limonade. Il ne vomit qu'une fois dans la journée.

La langue est humide, mais la face et le corps en grande partie sont rouges.

On fait tous les jours une séance de grand lavage du rectum, qui donne lieu à l'expulsion de matières fécales très abondantes.

Un peu de confusion mentale ; cependant, il lit son journal, assis sur son lit.

6 décembre. — Séance de désobstruction de l'intestin. Le malade vomit les liquides qu'il prend. L'érythème de la peau existe toujours.

Il s'affaiblit peu à peu, il dort et perd connaissance dans la soirée, mais incomplètement, car, si on l'interpelle, il attend un moment, puis il répond. Les pupilles sont normales, ni contractées ni dilatées.

7 décembre. — Le malade meurt à 11 heures du matin. La

face, la poitrine, le ventre et la partie supérieure des cuisses sont couverts d'une éruption scarlatiniforme.

Autopsie : Rien au foie ni au cœur. Aux poumons, un peu de congestion des bases, peut-être cadavérique.

Appareil génito-urinaire :

Reins : Le rein droit porte un volumineux kyste à son pôle supérieur, de la dimension d'un œuf de poule ; un autre plus petit au pôle inférieur. La capsule se détache sans enlever de fragments et, cependant, la surface du rein est comme granitée, c'est-à-dire parsemée de nombreux points, comme s'il y avait de petites pertes de substance. Pas de lobulation.

Cet aspect est le même sur le rein gauche. Aucune trace de suppuration, ni dans le bassinet, ni à la coupe.

Chaque rein pèse 150 grammes.

Vessie, urètre et loge prostatique : La vessie est toute petite, elle est ratatinée, elle a les dimensions d'un œuf. La muqueuse est un peu rouge au niveau du trigone. L'orifice du col est normal. En avant, on voit une cavité presque aussi grande que la vessie. Ce n'est autre chose que l'emplacement de la prostate et de l'urètre membraneux, tapissé par une muqueuse d'aspect normal.

En avant, un orifice, qui admet l'extrémité de l'index ; c'est là ce qui reste à se cicatriser. La plaie extérieure est réduite à peu de chose.

Le lobe prostatique droit a été bien enlevé ; à gauche, il reste en avant un fragment de forme allongée, gros comme une noix.

En somme, en nul point, aucune trace d'une complication infectieuse quelconque.

Le gros intestin décrit des courbes remarquables ; son extrémité inférieure est remplie d'une matière pâteuse noire. Pas d'obstruction, ni d'occlusion.

OBSERVATION XXV (23e prostatectomie)

DIAGNOSTIC ET RÉSUMÉ : *Hypertrophie de la prostate. — Premiers troubles urinaires remontant à un an et demi. — Une rétention aiguë. — Rétention incomplète chronique avec distension. — Prostatectomie périnéale. — Orchite. — Guérison. — Résidu, 100 grammes. — Urines troubles.*

Th..., François, soixante-treize ans, journalier, demeurant à Saint-Cyr-au-Mont-d'Or, rentre le 26 octobre 1903, salle Saint-Pierre, n° 3, pour hypertrophie de la prostate.

Il n'y a rien de particulier à signaler dans ses antécédents héréditaires. Personnellement, il a toujours joui d'une bonne santé et il n'a pas d'antécédents spéciaux : ni blennorragie, ni syphilis, jamais de colique néphrétique, jamais de gravier dans les urines.

Depuis un an et demi, cet homme se lève deux à trois fois la nuit pour uriner ; auparavant, les mictions nocturnes étaient exceptionnelles. Dans le mois qui a précédé la rétention, il se levait quatre à cinq fois, et même, trois semaines avant cette rétention, pendant deux nuits, il a été obligé de se lever toutes les dix minutes.

Il y a un mois, il a eu une rétention d'urine. Il est resté quatre jours sans uriner. Son médecin, le Dr Féa, l'a sondé le quatrième jour avec une sonde molle et a retiré 3 litres d'urine très claire. Les jours suivants, il urina spontanément, mais souvent et avait de l'incontinence nocturne. Il a été sondé de nouveau il y a trois semaines et on retira un gros résidu d'urine claire.

Actuellement :

Mictions : Le jour, toutes les heures.

La nuit, incontinence.

Pas de douleur.

Urines : Troubles dans les deux verres, sans odeur, réaction acide.

Gros disque d'albumine. Pas de sucre, pas de sang.

Urètre : Une sonde de Nélaton n° 18 passe facilement.

Vessie : Distendue, remonte jusqu'à l'ombilic.

Prostate : Moyenne, symétrique, sans bosselures.

Reins : Non douloureux, non accessibles à la palpation.

Testicules : Rien de particulier, si ce n'est un noyau de la grosseur d'un pois à la partie inférieure du bord antérieur de la queue de l'épididyme.

Hernie inguinale droite réductible. Pointe de hernie à gauche.

Etat général : Médiocre. A maigri beaucoup, mais reprend appétit. Langue humide. Constipation.

Poumons : Signes d'emphysème.

Cœur : Eclat particulier du second bruit.

29 octobre 1903. — La vessie a été vidée progressivement et chaque cathétérisme quotidien a été suivi d'un lavage substitutif. Aujourd'hui, la vessie est vide.

3 novembre. — Depuis le 29 octobre, quatre cathétérismes par jour. On vide complètement la vessie, mais on laisse 150 grammes d'eau boriquée. Les résidus nets, c'est-à-dire déduction faite de l'eau boriquée laissée dans la vessie au précédent lavage, sont de 950, 850, 750 et 950 grammes.

L'urine est plus claire, mais toujours légèrement trouble. Avant l'évacuation complète, il urinait jusqu'à 1800 grammes spontanément ; depuis qu'on vide la vessie, la quantité est descendue à 500 grammes, et même à 100 grammes.

12 novembre. — Pas de miction spontanée. Les résidus diminuent un peu, du fait de la diminution de la polyurie.

26 novembre. — Le malade n'urine absolument rien tout seul. On continue à le sonder quatre fois par jour. Les résidus varient de 250 à 475 grammes. L'urine est limpide, sans albumine.

30 novembre. — Toujours pas de miction spontanée et mêmes résidus. Capacité vésicale, 420 grammes.

La langue est humide ; bon appétit. En somme il y a amélioration de l'état général.

1er décembre. — *Opération par* M. RAFIN. — *Prostatectomie périnéale.* — Anesthésie au Billroth sans incident. Lavage habituel de la vessie avec une sonde évacuatrice n° 18. Incision bi-ischiatique ordinaire. Dissection et isolement du bulbe ; incision du raphé ano-bulbaire. On découvre le muscle recto-urétral ; celui-ci, peu épais, est sectionné et le décollement recto-prostatique commence de bonne heure.

Incision de la capsule sur la ligne médiane ; la décapsulisation est faite aussi complètement que possible. L'urètre membraneux est bien respecté. Jusqu'à ce moment, l'hémorragie est particulièrement faible.

On s'aperçoit que la sonde évacuatrice, placée à demeure depuis le début de l'opération, a perforé la partie antérieure de l'urètre prostatique, de sorte que l'on n'a pas à l'inciser. La perforation se trouve faite au bon endroit.

Les lobes droit et gauche sont extirpés facilement en deux morceaux chacun. Le doigt, introduit alors dans la vessie, ne perçoit pas de lobe saillant. On enlève d'un coup de ciseaux un nodule fibreux situé sur la lèvre droite de l'urètre et faisant saillie dans celui-ci. Il n'y a pas lieu d'enlever de lobe moyen en arrière de l'orifice vésical. Celui-ci a conservé toute sa tonicité et le liquide vésical ne s'écoule que lorsqu'on place le drain périnéal. Une sonde à béquille n° 22 est également mise en place par la verge.

L'hémorragie est assez abondante à ce moment et nécessite l'application de deux pinces laissées à demeure sur de petites artérioles. On termine par un tamponnement à la gaze simple assez serré.

En résumé, pas d'incidents. La prostate enlevée pèse 25 grammes ; elle est de consistance moyenne.

Suites opératoires : 2 décembre. — Le malade va bien ; pas de vomissement. Suintement assez abondant de sang presque pur. Le malade se mouille très peu ; l'urine passe par le drain périnéal.

3 décembre. — On enlève les pinces. On fait deux grands

lavages par jour. Le liquide est injecté par la sonde et ressort par le drain périnéal.

5 décembre. — On enlève les mèches et le tube périnéal (quatrième jour après l'opération). La vessie fait déjà réservoir, car, après l'ablation du drain, une notable quantité de liquide du lavage reste dans la vessie ; une partie seulement ressort par la plaie.

7 décembre. — Hier au soir, élévation de température et on constate ce matin une orchite à droite.

10 décembre. — Depuis hier matin, la sonde ne fonctionne plus ; toute l'urine passe par la plaie, de même que le liquide du lavage. En présence de ce fait, on supprime la sonde (neuvième jour après l'opération).

L'orchite et la fièvre ont diminué ; mais il y a de l'encombrement du rectum, avec un énorme ballonnement du ventre.

11 décembre. — Selles nombreuses et abondantes, à la suite d'une purgation. La température a baissé.

12 décembre. — La verge est très tuméfiée ; le prépuce est œdématié. Ecoulement purulent abondant par l'urètre. Tuméfaction du testicule gauche.

Ce soir, température plus élevée et, de nouveau, ballonnement du ventre.

13 décembre. — Purgation, suivie d'une importante débâcle. La verge reste très tuméfiée.

15 décembre. — Les orchites ont dimnué, mais il s'écoule toujours du pus par la verge, qui se maintient tuméfiée. Il semble que l'on sente un peu de fluctuation à la partie bulbaire, mais on ne trouve pas d'abcès périnéal bien net. La température axillare atteint 39 degrés ce soir.

16 décembre. — Incision de l'urètre sur 2 centimètres de longueur, au niveau de l'angle péno-scrotal. Il sort une abondante quantité de pus, contenue dans le canal lui-même venant soit de la partie antérieure, soit de la partie postérieure de l'urètre. De ce côté, il sort une escarre blanche importante, qui devait boucher le canal. Celui-ci s'affaisse aussitôt.

Le pus s'était accumulé dans l'urètre, soit parce que l'orifice du méat n'était pas bien libre, étant comprimé par l'œdème (le malade a un phimosis adhérent), soit parce que la plaie périnéale s'était obstruée très vite, soit enfin à cause du corps étranger extrait de l'urètre.

18 décembre. — Le gonflement a beaucoup diminué. Néanmoins, on fait toujours sourdre une assez grande quantité de pus par la boutonnière urétrale. L'urine passe presque toute par le périnée. Le malade est peu affirmatif sur ce qui peut s'écouler par le canal ; il a senti cependant le besoin d'uriner la nuit dernière.

19 décembre. — Encore un peu de gonflement. Pendant le pansement, en pressant sur la verge de haut en bas, on fait sortir une petite masse purulente qui devait obstruer le canal.

22 décembre. — La nuit dernière, deux mictions par la verge, à 7 heures et à 11 heures du soir ; une autre ce matin à 10 heures.

31 décembre. — Cette nuit, miction abondante par le canal : un demi-vase d'urine en sept ou huit mictions. Urines louches.

7 janvier 1904. — Continue à uriner abondamment. Une sonde molle ne passe pas ; on n'insiste pas. La plaie périnéale est réduite à un bourgeon charnu, mais elle laisse toujours passer de l'urine. La plaie urétrale est complètement cicatrisée.

12 janvier. — Cathétérisme avec sonde de Nélaton. On trouve un résidu de 10 grammes seulement. L'urine est assez trouble.

La plaie périnéale est complètement étanche.

18 janvier. — De 6 heures du soir à 6 heures du matin, le malade a uriné 2 l. 50 en six mictions ; et de 6 heures du matin à 6 heures du soir, 900 grammes en cinq mictions. L'état général est excellent ; la plaie est cicatrisée.

Capacité vésicale, 295 grammes.

Interrogé au point de vue génital, le malade nous déclare

ne pas avoir pratiqué le coït depuis son veuvage, remontant à vingt-huit ans ; il avait quelques rares érections avant l'opération .

1er février. — Rentre de nouveau, parce que ses résidus ont augmenté (400 gr.).

18 février. — A été sondé trois fois par jour ; les résidus ont rapidement diminué ; ils ne dépassent pas 200 grammes maintenant.

Il part aujourd'hui, urinant trois à quatre fois la nuit pour 1200 à 1700 grammes d'urine, et trois à quatre fois le jour, pour 500 à 800 grammes.

Urines presque limpides. Bon état général.

25 février. — Est revu aujourd'hui. On trouve 100 grammes de résidu seulement.

Cette troisième catégorie d'observations comprend donc quinze cas. L'étude de ces opérés présente plusieurs points intéressants que nous allons passer en revue.

Tout d'abord la date du début des troubles urinaires offre les plus grandes variétés ; tandis que chez les uns elle remonte à dix ans (obs. XII et XXI) et même à vingt ans (obs. XXII), chez d'autres, elle ne remonte qu'à un an (obs. XIV), ou deux ans (obs. XI) ou trois ans (obs. XVII). D'une manière générale, pour le plus grand nombre, la maladie durait depuis cinq à huit ans.

Chez trois de nos malades, nous avons assisté à l'évolution progressive de leur rétention ; car M. Rafin les soignait depuis longtemps. Le premier (obs. XII) avait été vu pour la première fois en 1896 ; il avait à cette époque 30 à 60 grammes de résidus, qui se maintinrent ainsi pendant deux à trois ans ; puis, en 1900, les résidus augmentèrent et le malade dut se sonder une fois par mois ; enfin, depuis 1902, il se sondait une fois par jour, avec des résidus de 280 grammes.

Chez le second (obs. XIX), après une crise de rétention aiguë, nous vîmes en huit mois, la miction spontanée revenir peu à peu et atteindre 1800 grammes au maximum, mais les résidus se maintenaient entre 200 et 400 grammes.

Le troisième (obs. XXI) est le plus instructif. En effet, M. Rafin le soignait depuis 1893. De 1893 à 1897, il se sonde de temps en temps et a des résidus de 150 grammes. De 1897 à 1899, le résidu vésical a augmenté, il est de 300 grammes, et notre malade doit se sonder une fois par jour. De 1899 à 1901, nouvelle aggravation ; deux cathétérismes par jour deviennent nécessaires et le résidu atteint 650 grammes. Au mois de décembre 1901, il faut trois cathétérismes avec 7 à 800 grammes de résidu. Pendant l'année 1902, le malade est obligé de se sonder quatre fois par jour et, enfin, depuis le mois de mars 1903, il se sonde cinq fois par jour et a des résidus de 650 grammes. Chez ce malade, nous avons donc assisté à l'augmentation progressive du résidu vésical ; nous l'avons suivi en somme dans son acheminement vers la rétention incomplète.

Nous ferons encore remarquer que, sur 15 malades 7 avaient eu une ou plusieurs attaques de rétention aiguë. Sur l'un d'entre eux (obs. XVI), M. Rafin avait pratiqué l'opération de Bottini ; chez ce malade, en effet, rentré pour une rétention aiguë, la sonde, à demeure n'avait pas ramené la miction spontanée et, en outre, le cathétérisme était très difficile. L'opération était donc indiquée, mais ne donna que des résultats imparfaits et passagers comme nous l'avons noté. Seul le cathétérisme était devenu plus facile ; mais, deux mois après le Bottini, les résidus était revenus à 500 grammes.

La rétention chez ces malades était incomplète comme l'indique le groupe dans lequel nous les avons placés ; mais chez 5 d'entre eux, elle était presque complète (obs. XIV, XVI, XVII, XVIII et XXI). La miction spontanée était en effet insignifiante ; c'est ainsi que l'un (obs. XIV) urinait à peine la valeur d'un verre en un jour ; un autre (obs. XVI), n'émettait que 100 grammes ; de même le troisième (obs. XVII). Chez le quatrième, la miction atteignait quelques grammes à peine (obs. XIV) et, chez le dernier (obs. XVII) 150 grammes.

Quel était l'état de la vessie chez nos quinze malades? Si l'on prend pour base une capacité égale ou supérieure à 400 grammes, nous trouvons que sur ces 15, 11 étaient des distendus. En outre, dix de ces malades se sondaient eux-mêmes depuis des époques variables, les uns une à trois fois par jour, les autres trois à cinq fois.

Les cinq autres (obs. XVII, XVIII, XIX, XX et XXV), ne se sondaient pas ou étaient sondés à l'hôpital ou en ville suivant les cas. Huit avaient des urines troubles, sept des urines limpides. Enfin, pour terminer l'histoire de nos malades, nous ferons remarquer que chez aucun on n'avait constaté de signes de pyélo-néphrite ; chez deux seulement (obs. XVII et XXIII) le rein gauche semblait perceptible.

Les prostatectomies pratiquées sur ces malades ont présenté différentes particularités sur lesquelles nous voulons insister. Tout d'abord, le rectum a été perforé trois fois. Dans un cas (obs. XI), il ne s'agit pas de perforation opératoire, mais de perforation secondaire par escarrification. Pendant l'opération, en effet, on avait constaté, par le toucher rectal, l'intégrité de l'organe. On avait seulement remarqué que la muqueuse était dénudée, très amincie. Peut-être le muscle recto-urétral n'avait-il pas été incisé assez en avant et il est probable qu'il s'est produit au point dénudé un peu de gangrène, d'escarrification, qui a amené finalement une solution de continuité. Aussi, quand on eut constaté *de visu* que les matières passaient par la plaie, le toucher rectal nous fit sentir, à 5 centimètres environ au-dessus de l'anus, une petite dépression en cul-de-poule, correspondant évidemment à la fistule. Cette perforation heureusement n'a pas eu de suites fâcheuses ; elle s'est rapidement cicatrisée, puisque le neuvième jour, elle ne donnait issue qu'aux liquides et que le quatorzième jour elle ne laissait plus rien passer.

Les deux autres perforations ont été faites pendant l'opération. Chez l'un (obs. XV), la dilacération du rectum se produisit pendant le décollement recto-prostatique. On avait remarqué que ce temps était extrêmement pénible et c'est au moment où cette manœuvre semblait terminée qu'on s'aperçut de la déchirure. A quelle cause attribuer cet accident ? Il est probable qu'après l'isolement du bulbe, on ne s'était pas tenu assez près de cet organe ; on n'avait pas sectionné les fibres recto-urétrales assez près de l'urètre membraneux. On sait, en effet, et nous reviendrons plus loin sur ce point, que l'incision du muscle recto-urétral au ras du bulbe ou de l'urètre ouvre immédiatement l'espace décollable. Or, dans le cas qui nous occupe la section avait porté un peu trop en arrière, aussi, avait-on trouvé un plan de clivage en arrière de la zone décollable véritable et ce plan de clivage, que l'on créait ainsi artificiellement, était trop rapproché du rectum pour que cet organe ne fût pas lésé. Du reste, ce qui prouve bien que l'on s'était égaré, c'est que, après suture de la déchirure, on revint vers le bulbe ; on fit une nouvelle incision au ras de l'urètre et immédiatement on pénétra dans le véritable plan de clivage, qui, nous l'avons noté, était remarquable par son épaisseur et son aspect nacré, aponévrotique. La déchirure du rectum était assez considérable ; elle mesurait en effet, 3 centimètres environ. On fit de suite une suture très soigneuse à trois plans : un muqueux et deux musculaires, que l'on consolida encore en suturant par dessus les tissus décollés en arrière de la prostate. Aussi, cette perforation du rectum n'eut aucune suite fâcheuse ; la restauration fut complète et ne laissa après elle aucune fistule.

Chez le second malade (obs. XVI), la déchirure s'est faite, comme dans le cas précédent, pendant le décollement recto-prostatique. On avait dû également s'égarer et décoller trop en arrière de la prostate ; cependant, instruit par l'expérience, on avait mis le plus grand soin à ne pas s'éloigner de l'urètre, à tel point, ainsi que nous l'avons noté dans le compte rendu de l'opération, qu'au moment où l'on commençait le décollement, l'urètre membraneux était à nu et que le doigt avait pénétré dans la prostate. Mais il faut se rappeler aussi que ce malade avait subi antérieurement l'opération de Bottini et il est bien possible que cette intervention ait changé les rapports ordinaires entre le rectum et la prostate et créé entre eux des adhérences cicatricielles. La brèche rectale était ici peu importante, puisqu'elle laissait à peine passer seulement l'extrémité de l'index; deux plans de suture la fermèrent. Malheureusement, chez ce malade, il y eut le septième jour du sphacèle de la ligne de suture; peut-être ce sphacèle était-il dû à l'action de la ferripyrine. Quoi qu'il en soit, pendant deux mois, le malade perdit ses matières par la fistule ainsi produite; puis leur cours normal se rétablit; mais il persista et il persiste encore une fistule recto-urétrale; quand le malade urine, une partie de ses urines passe par le verge et une partie par le rectum.

Nous avons encore à signaler deux accidents opératoires importants : une déchirure de la vessie et une ouverture du cul-de-sac péritonéal. La déchirure de la vessie (obs. XIII) s'est produite pendant l'extirpation de la prostate; cette déchirure siégeait à gauche dans le voisinage du lobe correspondant. Elle avait dû être faite, soit pendant le décollement, soit pendant l'extirpation du lobe gauche et à la suite d'un malencontreux coup de ciseaux. La brèche produite était assez considérable; on essaya de la restaurer, mais ce fut extrêmement difficile et la suture ne fut pas complète, elle laissait passer encore l'index. Cet accident n'eut, dans la suite, aucun inconvénient et n'empêcha nullement le malade de guérir.

La perforation du cul-de-sac de Douglas (obs. XXI) s'est faite dans le cours de l'ablation de la prostate. Un coup également de ciseaux donné sur le fond de la glande pour enlever un dernier fragment ouvrit le cul-de-sac. On plaça immédiatement deux pinces de Kocher à demeure, qu'on enleva au bout de quarante-huit heures. Cette perforation n'eut aucune importance ; le malade n'eut, en effet, à aucun moment, les signes, même légers, de péritonite.

Chez cinq de nos opérés, on a fait du drainage cysto-périnéal (obs. XI, XII, XIII, XVI et XXIV) et le drain a été supprimé les 6, 7, 8, 9 et 10e jour. Chez le premier, le drain fut remplacé par une sonde à demeure, dont l'introduction fut facile ; elle resta en place pendant dix-huit jours et la miction spontanée revint peu à peu.

Chez le deuxième, une sonde fut également introduite avec facilité et supprimée au bout de seize jours ; la miction revint alors immédiatement.

Chez le troisième, le cathétérisme fut très difficile et ne put être pratiqué que quatorze jours après l'opération ; l'opéré garda la sonde pendant dix-sept jours et le retour de la miction ne se fit que lentement.

Le quatrième présenta également de grandes difficultés pour le cathétérisme : après plusieurs tentatives infructueuses, on put passer un mois seulement après l'opération ; ce malade ne garda pas la sonde à demeure et la miction ne se rétablit que peu à peu.

Chez le cinquième, enfin, l'ablation du drain ne fut

suivie d'aucune tentative de cathétérisme, et ce malade commençait à uriner par le canal, quand il mourut quarante jours après l'opération. Nous reviendrons un peu plus loin sur ce cas.

Sur deux autres opérés (obs. XXIII et obs. XXV), nous avons mis une sonde à demeure en même temps qu'un drain périnéal. Ce drain fut enlevé le septième jour chez le premier et le quatrième jour chez le second. Quant à la sonde, l'un la garda quinze jours, et la miction revint immédiatement; l'autre, neuf jours et urina spontanément douze jours plus tard.

Enfin, les huit autres opérés eurent la sonde à demeure seule, qui resta en place en moyenne quinze à vingt jours. Chez un seul (obs. XIX), la sonde est sortie d'elle-même le quatrième jour et n'a pu être remise. Quatre ont vu leur miction revenir aussitôt que la sonde a été supprimée ; trois au bout de dix à quinze jours, un (obs. XVIII), enfin, ne l'a jamais vu revenir ; nous discuterons tout à l'heure pourquoi.

Nous ferons remarquer que, chez quatre malades (obs. XI, XIV, XXI et XXIII), on a pratiqué la résection bilatérale des canaux déférents, et deux fois l'on a eu de petits abcès sans importance au niveau de la plaie. Ces malades étaient, du reste, de vieux infectés. Cette résection a été faite dans le but d'éviter l'orchite.

Enfin, pour terminer, nous dirons que le poids des prostates enlevées était entièrement variable; alors que, chez l'un, il atteignait 7 grammes (obs. XVIII) ; chez l'autre, il était très élevé : 140 grammes (obs. XVI) et même 185 grammes (obs. XII).

Pour le plus grand nombre, il oscille entre 30, 50 et

70 grammes. Quels résultats a donnés la prostatectomie chez ces quinze malades ? Avant de résoudre cette question, nous signalerons les quelques complications post-opératoires que nous avons eues. 6 ont été des orchites (obs. XIII, XV, XVI, XIX, XXII, XXV), et il est à noter qu'aucun de ces opérés n'avait subi la résection des canaux déférents. Ces orchites se sont terminées par résolution chez 5 d'entre eux ; 1 seul, le malade porteur de la fistule recto-urétrale, signalée plus haut (obs. XVI) a eu sept mois après l'opération de la vaginalité suppurée, qui a nécessité une incision. Six (obs. XI, XIII, XVI, XIX, XXI, XXII) ont eu de l'incontinence : cette incontinence, dans quelques cas, complète au début, était tout d'abord diurne et nocturne Mais, au bout de quelques jours, les malades ne se mouillaient plus que le jour. Qu'est devenue cette incontinence ? Chez presque tous, elle a disparu complètement en un temps qui varie de deux à cinq mois. Un seul perd encore une grande partie de ses urines (obs. XXI), et un autre (obs. XIII), perd encore quelques gouttes quand il tousse.

Pour juger des résultats, on n'a qu'à consulter le tableau C, placé à la fin de ce chapitre. Deux malades tout d'abord doivent être éliminés, l'un, parce qu'il n'a eu aucune modification (obs. XVIII) ; l'autre, parce qu'il est mort (obs. XXIV) le quarantième jour après l'opération. Restent donc treize malades qui tous sont guéris ou tout au moins très améliorés. Six vident complètement et spontanément leur vessie ; ils n'ont absolument pas de résidu. Chez cinq autres, ce résidu peut être considéré comme insignifiant, puisqu'il oscille entre 5 et 20 grammes. Chez trois autres, enfin, les résidus sont encore élevés ; chez le premier (obs. XII), ils sont de 40 grammes ; chez le second (obs. XXI), de 80 à 150 grammes, et chez le troisième (obs. XXV), de 100 grammes. Il y a là, cependant, une amélioration très sensible, puisque ces trois sujets avaient respectivement, avant l'opération, des résidus de 280, 650 et 475 grammes.

En outre, ces quinze opérés urinent avec la plus grande facilité ; leur jet est fort et projeté à une distance qui varie de 1 mètre à 1^{m}50. Quant au nombre des mictions, il diffère peu, suivant les malades ; quelques-uns urinent toutes les deux heures ou toutes les deux heures et demie, mais le plus grand nombre peuvent rester trois heures et trois heures et demie sans uriner. Enfin, sur ces treize malades, qui se sondaient ou étaient sondés avant l'opération, un seul, celui de l'observation XXI, se sonde, depuis quelque temps, une fois tous les deux ou trois jours, car, ainsi que nous l'avons fait remarquer un peu plus haut, il a des résidus encore élevés.

Quant aux urines, d'une manière générale, elles ont été améliorées ; elles sont chez neuf limpides et louches chez les autres.

Nous avons dit plus haut qu'un de nos opérés (obs. XVIII) n'avait retiré aucun bénéfice de la prostatectomie ; il n'a eu, en effet, aucune amélioration. C'était un rétentionniste presque complet avec distension, et il reste rétentionniste presque complet et distendu, puisqu'il a des résidus de 450 grammes et que sa miction spontanée est insignifiante. Il est nécessaire de fournir quelques explications sur ce malade. On se rappelle que c'était un rétréci distendu. L'électrolyse linéaire et la dilatation progressive du canal n'ayant modifié en aucune sorte la rétention, on a cru devoir pratiquer après plusieurs mois de traitement infructueux, la prostatectomie, et on a enlevé ainsi une prostate de 7 grammes. Cette opération, pas plus que l'électrolyse et la dilatation, n'eut d'influence sur la rétention. Un examen cystoscopique, pratiqué trois mois après l'intervention, n'a montré aucune saillie prostatique pouvant jouer le rôle d'occlusion, aucun bas-fonds. La rétention devait-elle être mise sur le compte d'une parésie vésicale en rapport avec le traumatisme que cet homme avait subi ? Cocher de son état, il avait été projeté du haut de son siège et s'était fait une fracture de côte et de multiples contusions sur le côté droit du corps ; c'est, du reste, cet accident qui l'amenait à l'hôpital, et c'est pendant le cours du traitement, nous le rappelons, que nous nous aperçûmes de sa rétention. Ou bien faut-il accuser le rétrécissement urétral de la prostate ?

Ce sont là des questions qu'il nous semble difficile de résoudre.

Nous avons dit aussi qu'un de nos opérés, dans ce groupe, était mort (obs. XXIV). Cet homme semblait en bonne voie de guérison, la miction spontanée commençait à revenir, lorsque plus de cinq semaines après l'opération, il fut pris de vomissements très abondants et très fréquents et, en même temps, il avait une constipation opiniâtre. Malgré la diète, les purgations et les curages du rectum, notre malade mourait le quarantième jour. L'autopsie ne nous a révélé aucune complication infectieuse; d'autre part, on ne peut invoquer le traumatisme opératoire à cause de l'époque éloignée de l'intervention. Aussi pensons-nous que cet opéré est mort de stercorhémie.

TABLEAU C. — RÉTENTIONS INCOMPLÈTES CHRONIQUES

Nos D'ORDRE AGE	DÉBUT de la maladie Accidents antérieurs	ÉTAT AVANT L'OPÉRATION			DATE de l'opération	POIDS de la prostate enlevée	SONDE ou drain enlevé	FERMETURE de la plaie périnéale	ACCIDENTS opératoires et post-opératoires	ÉTAT ACTUEL				OBSERVATIONS
		MICTIONS	URINES	Accidents divers						DATE du dernier examen	Résidu-miction	URINES	Urètre, reins état général	
Obs. 11. S..., 74 ans.	Debut en 1901.	Rétention incomplète depuis un mois. Se sonde 3 fois le jour, 1 fois la nuit. Résidu : 400 gr.	Troubles	Orchite à gauche.	31 janvier 1903.	30 gr.	7e jour.	12 mars.	Ulcération secondaire du rectum par escharification, rapidement cicatrisée. Troubles mentaux.	15 février 1904. (13 mois apr. l'opération.)	Résidu : 0. Mictions : 3 la nuit, toutes les 2 h. 1/2, 3 h. le jour.	Limpides.	Etat général excellent. Cathét. facile.	Résection des canaux déférents.
Obs. 12. B..., 68 ans.	Début en 1893. Rét. aig. Accès fébriles et orchite à répétition.	Rétention incomplète Résidu : 280 gr. Se sonde 1 fois par jour.	Très sales Trac. d'albumine.	Abcès testicul. droit Orchite à gauche av. fistule.	3 février 1903.	185 gr.	6e jour.	10 mars.		3 janvier 1904. (11 mois 1/2 après l'opération.)	Résidu : 40 g. 2 mictions la nuit, un peu plus le jour.	Un peu louches.	Etat génér. bon.	
Obs. 13. C..., 77 ans.	Début en 1899.	Rétention incomplète avec distension Se sonde 4 fois par jour.	Très purulentes.		11 février	30 gr.	9e jour.	16 avril.	Orchite double. Troubles mentaux. Escharre fess.	11 février 1904. (1 an après l'opération)	Résidu : 0 gr. 4 mictions la nuit, 5 le jour.	Limpides.	Etat gén. excel'ent. Cath. facile avec Nélaton 18.	Incontinence surtout diurne qui a disparu progressivement. Parfois encore, il perd quelques gouttes d'urine en toussant.
Obs. 14. L..., 67 ans.	Debut en 1902. Une rétent. aig. une orchite double.	Rétention pr. compl. av. distens. Se sonde 3 f. le jour, 3 f. la nuit. Résidu : 250-500 g	Très sales		3 mars.	77 gr.	21e jour.	2 avril.	Petit abcès au niveau de la plaie de résection des canaux déférents.	12 octobre 1903. (7 mois 1/2 après l'opération.)	Résidu : 5. Urine toutes les 2 heures la nuit, toutes les 3 heures le jour.	Louches.	Etat gén. excellent. Cath. facile avec Nélaton 18.	Résection des canaux déférents.
Obs. 15. C..., 59 ans.	Début en 1899. Une rétent aig. en 1902.	Rétention incomplète Se sonde 3 f. p. jour. Résidu : 130 gr.	Limpides		14 mars.	50 gr.	6e jour.	27 avril.	Perforation du rectum. Guérie par suture. Orchite double.	2 janvier 1904. (9 mois 1/2 après l'opération.)	Résidu : 10 g. 4 Mictions la nuit, 6 le jour.	Louches.	Etat génér. bon. Cath. facile avec Nélaton	
Obs. 16. B..., 73 ans.	Début en 1897. 3 rét. aiguës en 1897, 1899 et 1901. Bottini en 1901.	Rétention pr. compl. av. distens. se sonde 2 f. par jour. Résidu : 400 gr	Troubles, sanguinolentes.	Hématurie	24 mars.	140 gr.	8e jour		Perforation du rectum. Incontinence. Orchite suppurée tardive.	21 janvier 1904. (10 mois après l'opération.)	Résidu : 0. Mictions 4 fois la nuit, toutes les 2 heures le jour.	A peine louches.	Etat génér. bon. Cath. facile.	Fistule recto-urétrale.

TABLEAU C. — RÉTENTIONS INCOMPLÈTES CHRONIQUES

Nos D'ORDRE AGE	DÉBUT de la maladie Accidents antérieurs	ÉTAT AVANT L'OPÉRATION			DATE de l'opération	POIDS de la prostate enlevée	SONDE ou drain enlevé	FERMETURE de la plaie périnéale	ACCIDENTS opératoires et post-opératoires	ÉTAT ACTUEL				OBSERVATIONS
		MICTIONS	URINES	Accidents divers						DATE du dernier examen	Résidu-miction	URINES	Urètre, reins état général	
Obs. 17. P..., 63 ans.	Début en 1900.	Rétention presque complète avec distention. Résidu : 500 à 1000 gr.	Limpides		31 mars.	24 gr.	9e jour.	12 mai.		17 janvier 1904. 10 mois 1/2 après l'opération.)	Résidu : 0. Mictions : 4 à 5 la nuit, 6 à 7 le jour.	Limpides.	Etat génér. bon. Cath. facile.	100 gr. de résidu au cath. du 17 janvier.
Obs. 18 C..., 56 ans.	Début en 1903 pend qu'il était en traitemt pour fracture de côte Rétrécissement urétral. Electrolyse linéaire.	Rétention pr. compl. avec distension. Résidu : 350 à 800 gr.	Limpides		4 avril.	7 gr.	17e jour.	2 mai.		Janvier 1904. (9 mois 1/2 après l'opération.)	Résidu : 450 gr. Mictions spontanées insignifiantes. Résulta topératoire négatif	Limpides.	Etat génér. excellent. Cathét. facile.	Cas très spécial dans lequel la prostatectomie n'était peut être pas indiquée.
Obs. 19. T..., 64 ans.	Début en 1894. Une rétent. aig. en 1902.	Rétention incomplète avec distension. Résidu : 200 à 400 gr.	Limpides.		7 avril.	34 gr.	4e jour. Sonde sortie spontanément.	9 mai.	Orchite droite Incontinence.	10 février 1904. (10 mois après l'opération.)	Résidu : 8 gr. 3 mictions la nuit, 4 le jour.	Limpides.	Etat génér excellent. Cathétér. facile.	
Obs. 20. C..., 68 ans.	Début en 1898.	Rétention incomplète avec distension. Résidu : 225 à 500 gr.	Très sales		22 avril.	40 gr.	19e jour.	21 mai.		21 mai 1903 (1 mois après l'opération.)	Résidu : 20 g. 3-4 mictions la nuit, toutes les 2 h. 1/2 le jour.	Un peu louches.	Etat génér. excellent. Cathét. facile.	

TABLEAU C. — RÉTENTIONS INCOMPLÈTES CHRONIQUES

Nos D'ORDRE AGE	DÉBUT de la maladie Accidents antérieurs	ÉTAT AVANT L'OPÉRATION			DATE de l'opération	POIDS de la prostate enlevée	SONDE ou drain enlevé	FERMETURE de la plaie périnéale	ACCIDENTS opératoires et post-opératoires	ÉTAT ACTUEL				OBSERVATIONS
		MICTIONS	URINES	Accidents divers						DATE du dernier examen	Résidu miction	URINES	Urètre, reins état général	
Obs. 21. B..., 66 ans.	Début en 1893. Rétrécissemt urétral. Epididymite g. en 1897. Orch. g. en 1901 et 1903.	Rétention pr. compl. av. distens. Se sonde 5 fois par jour. Résidu : 650 gr.	Louches.		2 juin.	45 gr.	15e jour.	Fin août.	Ouverture du cul-de-sac péritonéal (?) Petit abcès au niv. de la plaie de résection.	Janvier 1904 (7 mois 1/2 après l'opération.)	Résidu : 80-120 gr. Mictions toutes les 2 heur., nuit et jour. Se sonde 1 fois tous les 2 jours	Troubles.	Etat génér. médiocre. Cathéter. facile.	Résection des canaux déférents. Incontinence. Lésions rénales chroniques anciennes.
Obs. 22. R..., 66 ans.	Début en 1883. Une rétent. aig. en 1900.	Rétention incomplète Se sonde 4 fois par jour. Résidu : 100 à 300 gr.	Limpides.	Hématurie légère apr. chaque cathétérisme	21 juillet.	40 gr	8e jour.	11 août.	Orchite. Incontinence.	14 décembre 1903. (5 mois après l'opération.)	Résidu : nul. Mictions 3 à 4 la nuit, 5 le jour.	Limpides.	Etat génér. excellent. Cathét. facile.	
Obs. 23 D..., 60 ans.	Début en 1897. 4 orchites.	Rétention incomplète avec distension. Se sonde 2 f. par jour. Résidu : 600 gr.	Troubles.		12 août.	40 gr.	16e jour.	30 août.		25 décembre 1903. (3 mois 1/2 après l'opération.)	Résidu : 0. Mictions : 4 f. le jour, 3 à 5 fois la nuit.	Limpides.	Etat génér. excellent. Cathét. facile.	Résection des canaux déférents.
Obs. 24. M..., 75 ans.	Début il y a 10 ans.	Rétention incomplète Résidu : 175 à 350 gr. Se sonde depuis 7 mois.	Troubles.		29 octob.	37 gr.	10e jour.							Mort le 39e jour. A l'autopsie, pas de lésions infectieuses. Plaie entièrement cicatrisée sauf une fistule.
Obs. 25. Th....., François, 73 ans.	Début il y a 1 an 1/2. Une rétention aiguë.	Rétention incomplète chronique avec distension. Résidu : 250 à 475.	Limpides.		1er déc. 1903.	25 gr.	9e jour.	12 janvier 1904.	Orchite. Uréthrite.	25 février 1904. (3 mois après l'opération).	Résidu : 100 g. Mictions : 3 à 4 la nuit et le jour.	Limpides.	Bon état général. Cathét. facile.	N'a des résidus que depuis un mois.

CHAPITRE II

CONSIDÉRATIONS ANATOMIQUES ET ANATOMO-PATHOLOGIQUES

Nous voulons, dans une première partie, présenter quelques considérations d'ensemble touchant l'anatomie des prostates extirpées et de l'urètre prostatique. Dans une seconde partie, nous exposerons les résultats des examens histologiques qui ont été faits et nous verrons quel pronostic on peut en tirer pour l'avenir.

I. ÉTUDE ANATOMIQUE DES PROSTATES

Le poids des prostates enlevées est assez variable, comme il est facile de le voir dans le tableau suivant :

La prostate pesait :

7	grammes dans	1 cas.	
De 20 à 30	—	5 —	
De 30 à 40	—	6 —	
De 40 à 50	—	4 —	
57	—	1 —	
De 70 à 80	—	4 —	
85	—	1 —	
125	—	1 —	(48 dans la 1re opération, 77 dans la 2me).
140	—	1 —	
185	—	1 —	

Si l'on fait le total général, on trouve que les prostates enlevées représentent un poids de 1427 grammes, ce qui fait une moyenne de 56 gr. 8 par prostate. En outre, la majorité (14 sur 25) pèsent au-dessus de 40 grammes. Enfin, nous ferons remarquer, à l'exemple de Petit[1], que d'après les classiques, le poids d'une prostate est de 20 à 25 grammes y compris l'urètre. Par conséquent, une seule fois, l'intervention a enlevé une glande de poids inférieur à la normale. Deux fois, par contre, la prostate présentait un volume énorme : 185 et 140 grammes. Dans une observation de Petit, on en trouve une de 229 grammes. Ce sont là des cas extrêmement rares, rappelons encore, à titre de curiosité, le cas de Ford[2], cité par Mercier, où la glande atteignait 250 grammes et le cas de Thompson[3] où le poids était de 300 grammes.

Quelles étaient les formes d'hypertrophie dans nos pièces? Nous avons toujours trouvé une augmentation de volume très nette des lobes latéraux; jamais, au contraire, nous n'avons vu d'hypertrophie uniquement localisée aux glandes cervicales sous-muqueuses. Nous employons à dessein ce terme de « glandes cervicales sous-muqueuses » pour nous conformer à la distinction d'Albarran. D'après lui, en effet, ce qu'on appelle, en pathologie, hypertrophie du lobe médian ne correspond pas à l'augmentation de volume de la partie de la pros-

[1] Petit, *De la prostatectomie périnéale dans l'hypertrophie simple de la prostate Technique opératoire et résultats cliniques*. (th. de Paris 1902).

[2] Albarran, *Traité de chirurgie de Le Dentu et Delbet*, t. IX, Article HYPERTROPHIE DE LA PROSTATE

[3] *Ibid.*

tate comprise entre les canaux éjaculateurs et la muqueuse de l'urètre (lobe moyen anatomique), mais à l'augmentation de volume des glandes sous-cervicales. Lorsque le lobe moyen anatomique est hypertrophié, il fait saillie dans la vessie, mais il est séparé par toute l'épaisseur de la vessie. Dans ce cas, il s'agit d'une hypertrophie en masse de la prostate. Au contraire, si ce sont les glandes cervicales sous-muqueuses qui sont augmentées de volume, elles forment au niveau du col vésical soit une couronne (hypertrophie annulaire), soit une barre (hypertrophie en barre), soit une tumeur sessile ou pédiculée de volume variable. Dans le cours de nos opérations, nous n'avons remarqué que quatre fois une hypertrophie des glandes juxta-cervicales, se présentant une fois seulement, sous la forme d'hypertrophie annulaire et trois fois sous la forme de tumeurs sessiles. Enfin, dans sept cas, le lobe moyen anatomique faisait une saillie marquée. Dans tous les autres cas, il s'agissait d'hypertrophie des lobes latéraux seuls.

Nos interventions nous ont permis de vérifier également les dispositions anatomiques signalées par Albarran et Motz[1] et sur lesquelles Proust[2], plus récemment, est revenu ; « s'il y a classiquement un seul corps prostatique, dit-il, en revanche, il y a, au point de vue glandulaire, deux prostates, une gauche et une droite,

[1] Albarran et Motz, contribution à l'étude de l'anatomie macroscopique de la prostate hypertrophiée. (*Annales des maladies des organes génito-urinaires*, juillet 1902.)

[2] Proust, *Manuel de la prostatectomie périnéale pour hypertrophie*, Paris, Naud, 1903.

réunies en arrière par une commissure glandulaire, mais séparées en avant par un noyau musculaire pré-urétral ». Albarran et Motz, Petit[1] ont montré que cette commissure glandulaire était extrêmement mince. « L'urètre est beaucoup plus près qu'on ne croit de la face postérieure de la prostate hypertrophiée. Sur la ligne médiane postérieure, on ne trouve presque pas de tissu glandulaire[2] ». Le tissu hypertrophié, en somme, se localise sur les côtés de l'urètre et pénètre en avant jusque sur la face antérieure du canal urétral. Nous avons pu vérifier ce fait dans toutes nos opérations. Au moment, où l'on incisait la glande et l'urètre sur la ligne médiane, il était facile de constater que l'épaisseur de glande était très-minime, atteignant 1 à 2 millimètres en moyenne et, dans quelques cas seulement, 3 millimètres.

En revanche, plus profondément, à mesure qu'on se rapproche de la vessie, le tissu prostatique est généralement épaissi; aussi, parfois, il a fallu après l'ablations des lobes latéraux, inciser ce tissu aux ciseaux agissant à plat.

Nous nous rappelons que M. Rafin a souvent attiré notre attention sur cette minime épaisseur du tissu prostatique à la partie inférieure et postérieure de la glande, car il se rapportait, par la pensée, aux opérations de Bottini qu'il avait pratiquées. Dans cette opération, en effet, il importe de mesurer très-exactement la longueur de la prostate, pour limiter la course de la

[1] Petit, *loc. cit.*
[2] Albarran, *loc. cit.*

lame. Cette détermination est nécessaire pour que la lame ne vienne pas agir sur la partie inférieure de la prostate, ce qui exposerait à dépasser les limites de la glande et, par suite, à causer de l'infiltration d'urine, comme cela est arrivé à plusieurs opérateurs[1].

Envisagées au point de vue de la consistance, nous pouvons dire que la grande majorité de nos prostates étaient de consistance dure. Nous avons même noté dans une observation (obs. II) qu'elle était comme scléreuse. Dans quelques cas seulement, elle était molle et friable, d'où difficulté plus grande dans l'extirpation. Nous avons remarqué également dans un cas (obs. XXII) que le lobe droit était très friable, tandis que le gauche, au contraire, était extrêmement dur. Très souvent, nos pièces se présentaient sous l'apparence lobulée ; d'autres fois, il y avait de véritables petits fibromes, qui s'énucléaient très facilement.

Cet aspect rappelait absolument, soit à l'intérieur, soit à la coupe, celui des noyaux fibromateux, que l'on trouve dans l'utérus. Enfin, plusieurs fois nous avons vu s'écouler, pendant l'excision ou à la coupe, du liquide blanchâtre ; dans certains cas, il s'agissait nettement de pus ; mais, d'autres fois, il n'y avait pas trace d'abcès. Peut-être, était-ce alors du liquide prostatique.

Nous avons voulu contrôler, au point de vue de la capsule, les idées de Petit. Cet auteur, en effet, accorde

[1] Voir à ce sujet : Traitement de l'hypertrophie de la prostate par la méthode galvanocaustique de Bottini, par le Dr Albert Freudenberg traduit de l'allemand par le Dr Rafin. *(Ann. de Guyon*, p. 535 et suiv. 1903.)

une certaine importance à la facilité plus ou moins grande du décollement capsulaire. Nous ne voulons pas faire ici l'anatomie de la région prostatique. Nous rappellerons seulement que, par capsule prostatique, on entend les plans aponévrotiques qui enveloppent la glande. Si la décapsulisation se fait facilement, l'hémorragie sera peu importante ; ce serait là le principal avantage d'un décollement aisé. Nous avons noté dans toutes nos observations dans quelles conditions s'était fait le décollement capsulaire et nous avons constaté que celui-ci avait été :

Facile dans	11 cas
Difficile dans	6 —
Facile d'un côté et difficile de l'autre dans. .	7 —
Impossible dans	1 —

Dans les cas où la décapsulisation était facile, il ne nous a pas semblé que l'hémorragie fût moins abondante que dans les cas contraires. Nous n'avons pas constaté non plus, à l'encontre de Petit, que la décortication fût plus difficile et la glande plus friable, sauf dans un cas (obs. VIII), chez les prostatiques calculeux. Nous croyons donc que le décollement capsulaire a une importance tout à fait relative. Par contre, il est exact que la capsule adhère fortement sur la ligne médiane ; aussi, la décortication a dû toujours être amorcée aux ciseaux, suivant le conseil de Petit.

L'ablation de la glande hypertrophiée a-t-elle été toujours complète? Il nous semble difficile de l'affirmer pour tous les cas. Dans les observations I et XXI, notamment, nous avons noté que l'extirpation était incomplète. Et dans les cas où cette extirpation semble complète, peut-on dire qu'il n'existe pas encore quelque noyau fibreux que le doigt ne peut atteindre ou ne peut découvrir? De même, ne laisse-t-on pas du tissu glandulaire tout autour de l'urètre prostatique? C'est là, du reste, ce que nous avons constaté dans l'autopsie des malades des observations IX et XXIV; chez le premier, les lèvres de l'incision urétrale présentaient une épaisseur considérable. Il est certain qu'il y avait là des débris glandulaires, et cependant, pendant l'opération, nous avions cru sculpter l'urètre suffisamment; chez le second, il restait, à gauche, un fragment allongé, gros comme une petite noix.

Voici donc quatre cas où l'ablation de la prostate fut manifestement incomplète et difficile. Or, dans trois de ces cas, le diagnostic histologique, nous allons le voir bientôt, était : une fois (obs. I), cancer de la prostate, et deux fois (obs. XXI et XXIV), épithélioma adénoïde. N'y a-t-il pas une relation entre la forme de l'hypertrophie et cette énucléation plus ou moins facile, de telle façon qu'il semble que la prostate néoplasique s'excise moins facilement? Ceci nous paraît évident, et, si l'on pouvait diagnostiquer une forme maligne de l'hypertrophie, ce serait une des raisons pour lesquelles M. Rafin n'interviendrait pas.

Par contre, chez quelques malades, l'ablation des lobes prostatiques se fait si aisément qu'elle paraît à peu près complète. Ce fut, notamment, le cas chez le sujet de l'observation XI : après l'extirpation, le doigt accrochait l'urètre prostatique comme une corde et l'amenait, isolé de toutes parts et sous la forme d'un cordon, jusqu'à la peau.

Nous serons bref en ce qui concerne l'urètre et la vessie. Comme cela a été signalé depuis déjà longtemps, l'urètre est élargi dans l'hypertrophie de la prostate. Aussi, très souvent, nous avons vu, après l'excision de la glande, les bords de la plaie urétrale former deux lèvres exubérantes. Dans ces cas, M. Rafin a suivi la technique d'Albarran ; il a réséqué une portion longitudinale de l'urètre, de manière à éviter des saillies dans la lumière du canal, et, par là même, des difficultés soit pour la miction, soit pour le cathétérisme ultérieur. Enfin, six fois, l'urètre a été déchiré ou dilacéré. La déchirure siégeait toujours sur la paroi latérale et avait été faite soit par les tractions exercées sur le lobe correspondant, soit par un malencontreux coup de ciseaux pendant l'isolement de la paroi urétrale. Ces déchirures n'ont, du reste, eu aucune importance ; les malades ont très bien guéri sans fistule périnéale. Nous avons noté également très souvent l'état de l'urètre membraneux. On sait, en effet, que l'urètre membraneux joue un rôle considérable dans la miction. Outre les fibres musculaires lisses qu'il possède et lui forment un sphincter propre (sphincter d'Amussat), il est encore entouré par les fibres du sphincter strié, qui lui forment un anneau complet. Grâce à cette disposition, l'urètre membraneux est obturé très efficacement. Aussi était-il important de le conserver intact, car il était à présumer que sa dilacération pouvait avoir comme résultat de l'incontinence. Chez nos malades, l'urètre membraneux n'a été blessé que dans deux cas (obs. I et II) : l'un a encore de l'incontinence complète, l'autre en a eu pendant deux mois.

Il nous reste enfin à dire quelques mots de la vessie. Tout d'abord, nous n'avons rien remarqué de particulier au point de vue de sa conformation intérieure. L'examen cystoscopique ou l'exploration digitale, pendant l'opération, nous a fait souvent reconnaître des colonnes assez accentuées, comme cela se voit en somme chez les vieillards rétentionnistes. Nous rappellerons encore que dans un cas (obs. XIII), ainsi que nous l'avons déjà dit dans les commentaires, la vessie semble avoir été déchirée à la partie supérieure de la prostate. La restauration fut très incomplète ; et, malgré cela, le malade a bien guéri, après avoir eu de l'incontinence pendant huit mois. Nous avons noté également que, dans six cas (obs. V, VI, X, XVI, XX et XXIII), le col de la vessie avait été plus ou moins dilacéré. Cette dilacération s'était faite soit en introduisant le doigt dans la vessie, soit, ce qui est plus probable, pendant les tentatives d'extirpation des lobes. Dans ces cas, le doigt, au lieu d'être serré par un sphincter plus ou moins résistant, pénétrait d'emblée dans la vessie comme par une brèche et sans éprouver la moindre résistance. Cette constatation pouvait faire craindre de l'incontinence ; mais celle-ci ne s'est produite que deux fois et a été du reste passagère. Enfin, quatre fois, dans le cours de l'opération, on a extrait des calculs ; deux fois, ils avaient été diagnostiqués à l'examen cystoscopique. Leur volume était très variable. Dans deux cas, ces calculs (obs. VIII et IX) étaient peu considérables, gros comme un pois environ. Une autre fois (obs. VII), la pierre avait les dimensions d'une pièce de 2 francs et, dans un dernier cas (obs. X), elle était très volumineuse et pesait 52 grammes.

II. ÉTUDE HISTOLOGIQUE DES PROSTATES

Il est intéressant de connaître la nature exacte des tumeurs que nous avons enlevées. Cette étude nous paraît du reste très importante ; elle nous permettra d'abord de porter un pronostic pour l'avenir, en nous montrant s'il s'agit de tumeurs bénignes ou de tumeurs malignes ; en d'autres termes, si la guérison se maintiendra ou si les phénomènes morbides feront leur réapparition à une époque plus ou moins éloignée, du fait d'une nouvelle prolifération néoplasique. En outre, il est curieux de se rendre compte s'il y a quelque relation entre la nature de l'hypertrophie et le résultat opératoire immédiat. L'examen histologique a été pratiqué par M. le Dr Cade, chef de clinique médicale à la Faculté ; qu'il nous permette de le remercier vivement pour son extrême obligeance. Voici les résultats de cet examen pour chaque observation :

OBSERVATION I. — *Première intervention.* — Ce qui frappe sur cette coupe, c'est l'abondance de la prolifération de l'épithélium glandulaire. Les acinis sont remplis par l'épithélium proliféré. En d'autres points, on voit des îlots épithéliaux infiltrés entre les fibres du stroma. Celui-ci est en général peu abondant et les boyaux épithéliaux sont de volumes très inégaux ; mais, en somme, cette infiltration épithéliale est très importante. Il s'agit donc indiscutablement d'un cancer de la prostate. Les constatations microscopiques et le diagnostic histologique expliquent l'évolution de ce cas.

Deuxième intervention : Cette coupe offre de grosses ressemblances avec la précédente. On y constate, en effet, une très riche infiltration épithéliale. Mais il nous a paru que le stroma était plus abondant, plus dense, plus fibreux, et que les îlots de tissu épithélial néoplasique ne présentaient pas, en général, un volume aussi considérable que celui atteint par certains îlots de la préparation précédente.

Observation II. — Les éléments de la prostate s'y reconnaissent tous avec leurs caractères à peu près normaux. Le tissu musculo-fibreux est assez développé, surtout dans certaines zones. L'élément glandulaire est abondant et paraît être en hyperplasie adénomateuse. Il existe en outre une irritation interstitielle se traduisant par une infiltration embryonnaire assez notable. Pas d'infiltration épithéliale. On trouve, enfin, de nombreux corps sphéroïdaux, on peut constater facilement qu'ils sont formés par une série de couches conjonctives concentriques. En résumé, tendance légère à la transformation adénomateuse : adéno-fibrome.

Observation III. — Sur cette coupe, deux choses frappent immédiatement : l'abondance de l'élément glandulaire et l'hyperplasie du stroma interstitiel. On reconnaît de nombreuses cavités glandulaires, tapissées par un et quelquefois deux rangs de cellules à noyaux bien colorés. L'élément glandulaire est donc typique, pas d'infiltration épithéliale. Le tissu interstitiel est très dense et constitué surtout par des fibres conjonctives, disposées en tous sens. On trouve cependant quelques éléments musculaires. En résumé, il s'agit d'un adéno-fibrome.

Observation IV. — On voit sur cette préparation de nombreuses cavités glandulaires. Les acinis sont bien limités, l'épithélium est normal. Le stroma est constitué par du tissu conjonctif peu abondant, et surtout par des fibres musculaires lisses, formant des faisceaux épais. Infiltration embryonnaire.

C'est donc un adéno-fibro-myome.

Observation V. — Il s'agit d'une inflammation de la prostate, et cette inflammation est certainement tuberculeuse. On trouve, en effet, des cellules géantes absolument typiques et des îlots de caséification typiques aussi. Enfin, il y a une infiltration inflammatoire très importante. Le diagnostic s'impose donc de *tuberculose de la prostate*. Le point de départ des altérations tuberculeuses paraît se trouver au niveau des acinis glandulaires. Ceux-ci sont plus nombreux qu'à l'état normal ; leur épithélium a proliféré et formé des masses qui remplissent plus ou moins la cavité glandulaire. Le stroma est normal, l'infiltration inflammatoire mise à part.

Observation VI. — Les éléments glandulaires sont très abondants ; ils forment des vésicules ordinairement petites, tapissées par une couche unique de cellules épithéliales cubiques, à noyau bien coloré. Dans l'intervalle de ces vésicules, le tissu fibreux est abondant, en général assez dense. Peu d'éléments musculaires. Enfin, ici encore, on trouve une infiltration inflammatoire importante. Il s'agit donc d'un fibro-adénome.

Observation VII. — L'élément glandulaire est très peu abondant. On voit quelques rares acinis, atrophiés, enserrés par le stroma interstitiel. Ce tissu interstitiel est très abondant et l'hyperplasie porte surtout sur l'élément musculaire. Le tissu conjonctif est au contraire assez rare : les fibres musculaires prédominent nettement. Nombreux éléments embryonnaires. En somme, fibro-myome.

Observation VIII. — Sur cette préparation, les éléments glandulaires sont très nombreux ; ils sont d'aspect à peu près normal ; dans la plupart des acinis, on peut distinguer une seule couche de cellules épithéliales. Le stroma interstitiel est normal ; il est peu dense et constitué par les fibres musculaires lisses et par les fibres conjonctives, souvent infiltrées par des éléments inflammatoires. C'est donc un adénome.

Observation IX. — Ici aussi, il s'agit indiscutablement d'un adénome prostatique. Les culs-de-sac glandulaires sont extrêmement nombreux, les uns de petit volume, les autres de dimensions plus grandes. Dans quelques-uns, l'épithélium a proliféré et l'on voit des débris épithéliaux remplir la cavité de l'acinus. Le tissu interstitiel semble normal.

Observation X. — Ce qui frappe sur cette coupe, c'est l'extrême abondance du tissu fibreux. Celui-ci forme des faisceaux de texture serrée et de direction longitudinale, parfois entre-croisés les uns avec les autres. Les éléments musculaires existent encore en certains points, mais bien moins nombreux que les éléments conjonctifs. Quant à la glande, on n'en rencontre que des vestiges ; on ne voit, en effet, que quelques acinis enserrés dans les mailles du tissu fibreux ; la cavité glandulaire est petite et son épithélium est en voie d'atrophie. Signalons encore l'infiltration inflammatoire.

Il s'agit donc d'un fibrome.

Observation XI. — Sur cette préparation, l'élément glandulaire paraît avoir l'apparence du tissu de la glande normale. En certains points, cependant, les acinis sont plus abondants et sont tapissés par une couche unique de cellules épithéliales cubiques. Le tissu interstitiel est, au contraire, très développé, et cette hyperplasie n'existe que pour le tissu conjonctif. On voit, en effet, de nombreux faisceaux fibreux assez denses insérant les cavités glandulaires. Le tissu musculaire est très peu abondant. Enfin, on trouve également une assez grande quantité de cellules embryonnaires ou inflammatoires, disséminées soit autour des acinis, soit au milieu du tissu fibreux. On est donc en présence d'un adénofibrome.

Observation XII. — Il n'y a aucun élément glandulaire sur cette préparation. La plus grande partie est constituée par des éléments musculaires lisses. Ceux-ci se présentent soit parallèlement, soit perpendiculairement à la surface de coupe. Dans leur intervalle, existe un tissu connectif peu abondant et très peu dense, et infiltré, surtout dans certaines zones, par une assez grande abondance de cellules embryonnaires ou inflammatoires. Cette infiltration se voit en particulier nettement autour des vaisseaux. On voit donc qu'on a affaire, en somme, à un développement anormal des fibres musculaires lisses : c'est un myome ou, si l'on veut, un fibromyome.

Observation XIII. — L'élément musculaire et l'élément conjonctif sont en hyperplasie très marquée ; ils sont l'un et l'autre à peu près également développés. Par contre, la glande est très atrophiée ; ses vestiges se présentent soit sous la forme de rares acinis à épithélium atrophié, soit sous la forme de fentes allongées, où il est difficile de distinguer la nature du revêtement. Enfin, infiltration inflammatoire assez importante.

Il s'agit donc d'un fibro-myome.

Observation XIV. — L'hypertrophie porte surtout sur le tissu interstitiel. La plus grande partie de la préparation est remplie par les faisceaux du tissu fibreux entre-croisés en divers sens. L'élément musculaire est très rare. Il reste encore quelques culs-de-sac glandulaires, mais ils sont, en somme, peu nombreux. Nombreuses cellules embryonnaires. On est donc en présence d'un fibrome.

Observation XV. — Ce qui domine dans cette préparation, c'est le développement marqué du tissu glandulaire. Les culs-de-sac sont plus nombreux que normalement et, en outre, ils sont le plus souvent tapissés par plusieurs couches de cellules. Celles-ci sont, la plupart du temps, plus petites et à noyaux plus colorés que les cellules glandulaires de la prostate normale. Ce sont, en somme, des éléments jeunes. On voit même en quelques points un cul-de-sac se rompre et donner naissance à une petite zone, en général limitée, remplie de cellules épithéliales. Cette particularité ne nous autorise cependant pas à penser à une transformation carcinomateuse possible. Nous croyons donc qu'il s'agit simplement d'un adénome prostatique. Le stroma est constitué par les éléments fibro-musculaires. Il est à signaler enfin une infiltration inflammatoire très marquée.

Observation XVI. — Les culs-de-sac glandulaires sont très peu abondants ; il y a, au contraire, prédominance très marquée de l'hypertrophie fibreuse et surtout musculaire. Les fibres musculaires forment de larges bandes en certains points ; dans d'autres zones, elles apparaissent disposées perpendiculairement à la surface de coupe. Cellules embryonnaires assez nombreuses.

En somme, fibro-myome.

Observation XVII. — L'hypertrophie est faite aux dépens du tissu interstitiel (fibres musculaires et tissu fibreux). L'élément glandulaire a des proportions plutôt hyponormales. Nous retrouvons encore ici de nombreuses cellules inflammatoires, et les corps sphéroïdaux signalés à l'observation III avec leurs séries de couches conjonctives disposées concentriquement. En résumé, fibro-myome.

Observation XVIII. — La préparation est remplie par des trousseaux fibreux très denses, tantôt entre-croisés, tantôt suivant des directions variées. Il y a très peu de fibres musculaires. Quant au tissu glandulaire, il est nettement atrophié; les acinis sont en quelque sorte ratatinés, réduits, soit à de petites fentes, soit à des alvéoles très étroites. C'est donc un fibrome.

Observation XIX. — La préparation nous montre des éléments glandulaires très bien limités, très nombreux ; l'épithélium est formé par une seule couche de cellules cubiques à noyau bien coloré. Cet aspect est celui des culs-de-sac glandulaires à peu près normaux, mais en nombre accru. Le stroma est constitué par un tissu fibreux assez dense, épais, contenant de nombreux éléments musculaires. Somme toute, l'hypertrophie a porté sur les divers éléments de la glande ; c'est un adéno-fibro-myome.

Observation XX. — Sur cette coupe, qui offre les plus grandes ressemblances avec la précédente, on voit de nombreux acinis glandulaires d'apparence à peu près normale. Dans l'intervalle, se trouvent des bandes de tissu fibreux, entremêlé de fibres musculaires. Ici encore, il s'agit d'une hypertrophie portant sur tous les éléments de la prostate : adéno-fibro-myome.

Observation XXI. — On note ici une grande abondance de tissu fibreux ; celui-ci, en certains points, offre des signes d'irritation manifeste, qui se traduit surtout par l'infiltration inflammatoire. Quant à la glande, elle est profondément modifiée, du moins dans la plupart des points. On constate encore quelques acinis, d'apparence presque normale, ou contenant seulement quelques détritus granuleux ; mais le plus grand nombre forment des masses pleines, en général bien limitées. Ces masses sont formées de tissu épithélial, parfois bien reconnaissable, d'autres fois plus ou moins modifié. En résumé, nous sommes en présence d'un fibro-adéno-épithéliome et nous croyons qu'il y a des réserves à faire au sujet de la possibilité d'une évolution ultérieure maligne.

Observation XXII. — L'aspect observé ici est celui d'une glande prostatique à peu près normale. L'élément glandulaire est très net, peut-être plus abondant que normalement dans les mêmes conditions. Les couches épithéliales qui tapissent les culs-de-sac sont notamment plus épaisses qu'à l'état normal. Mais il n'y a pas de traces de transformation épithéliomateuse. Le tissu interstitiel paraît normal. En somme, il y aurait plutôt une tendance à la transformation en adénome.

Observation XXIII. — Sur cette coupe, le tissu fibreux est très nettement hyperplasié ; il forme des faisceaux très épais et très nombreux, dirigés en tous sens, tandis qu'il n'y a que de rares fibres musculaires. Les acinis glandulaires sont nombreux et forment des cavités bien limitées et tapissées par une couche habituellement unique de cellules cylindriques ou cubiques. C'est donc un adéno-fibrome.

Observation XXIV. — Le stroma fibro-musculaire est relativement peu développé. Quant à l'élément glandulaire, il est très prédominant et a l'aspect nettement adénomateux. Très souvent, les culs-de-sac se trouvent remplis par de la prolifération épithéliale. Il s'agit donc d'un épithélioma non infiltré dans les tissus ambiants, d'un épithélioma adénoïde. Ce sont des cas où il faut faire des réserves pour l'avenir.

Observation XXV. — On reconnaît les éléments constitutifs de la prostate. Les acinis sont nombreux et bien développés ; pas d'infiltration épithéliale. Quant au tissu interstitiel, il est peu dense, et surtout composé de tissu fibreux. On y voit cependant des fibres musculaires. C'est donc un adéno-fibrome, sans particularité notable. Ici aussi, il y a de nombreuses cellules embryonnaires.

De l'ensemble de ces préparations, nous pouvons donc tirer les déductions suivantes. Tantôt l'hypertrophie porte sur tous les éléments de la glande, culs-de-sac glandulaires, fibres conjonctives et fibres musculaires ; mais ce sont là des cas relativement rares, nous ne l'avons en effet constaté que trois fois (obs. IV, XIX, et XX) ; tantôt, elle est constituée aux dépens du tissu conjonctif qui forme un véritable fibrome ; nous l'avons vu dans trois observations (X, XIV et XVIII). Quatre fois on est en présence d'une hypertrophie uniquement glandulaire (obs. VIII, IX, XV, et XXII). L'élément fibreux hyperplasié est associé dans six cas à l'hyperplasie adénomateuse (obs. II, III, VI, XI, XXIII, et XXV), et dans cinq cas à l'hyperplasie de l'élément musculaire (obs. VII, XII, XIII, XVI, et XVII). Dans un cas, enfin, il y a prolifération et infiltration épithéliales très marquées (obs. I), ce qui a fait porter le diagnostic de cancer et dans deux autres cas (obs. XXI et XXIV), l'élément glandulaire est nettement irrité et l'adémone devient un épithélioma adénoïde. Si nous rangeons dans un même groupe les adéno-fibro-myomes, les fibro-myomes et les fibro-adénomes, nous retrouvons absolument la classification d'Albarran et Hallé [1], qui distingue : des hypertrophies glandulaires pures, des hypertrophies fibreuses, des hypertrophies mixtes et des épithéliomas. Nos vingt-cinq cas se répartissent donc ainsi qu'il suit :

Hypertrophies glandulaires	4
Hypertrophies fibreuses	3
Hypertrophies mixtes	14
Epithéliomas prostatiques.	3

Il faut ajouter à ce tableau un cas de tuberculose prostatique (obs. V).

Deux choses sont encore à retenir dans cette étude

[1] J. Albaran et H. Hallé. Hypertrophie et néoplasies épithéliales de la prostate. (*Annales des maladies des organes génito-urinaires*, février 1900.)

histologique : en premier lieu la présence des corps sphéroïdes, et en second lieu la présence de cellules embryonnaires. Nous avons constaté dans plusieurs observations ces corps sphéroïdes; ils sont formés, nous le rappelons, par une série de couches conjonctives disposées concentriquement autour d'un élément glandulaire comme centre. Motz [1] explique leur formation par le fait d'une hypertrophie glandulaire refoulant le tissu conjonctif périphérique. Cette présence des corps sphéroïdaux n'est point spéciale à la prostate.

Comme le fait remarquer Albarran [2], «... la disposition concentrique du tissu conjonctif ne fait qu'obéir à la loi générale de néoformation autour d'un point central : c'est ainsi que dans une mastite chronique, autour des culs-de-sac, le tissu devient feuilleté ; que dans un adéno-fibrome du sein, de l'utérus ou de tout autre organe, on voit la même disposition qu'autour d'un corps étranger; l'inflammation chronique dispose en feuillets le tissu conjonctif ».

Quant à la présence des cellules embryonnaires, nous l'avons constatée dans presque toutes nos observations. Elles n'ont du reste pas grande signification. Elles indiquent seulement un certain degré d'irritation de la glande, du fait de phénomènes inflammatoires. Ceux-ci, en effet, existent toujours à un degré plus ou moins accusé chez les vieux urinaires. Albarran et

[1] Motz, *Contribution à l'étude histologique de l'hypertrophie de la prostate* (th., Paris 1896).

[2] Albarran, *Traité de chirurgie clinique et opératoire de Le Dentu et Delbet*, article HYPERTROPHIE DE LA PROSTATE.

Hallé avaient également noté cette infiltration embryonnaire [1].

Pouvons-nous tirer de ces examens histologiques un pronostic pour l'avenir? Si l'on se rapporte au tableau ci-dessus, on verra qu'en somme dans la grande majorité des cas il s'agit de tumeurs bénignes; par conséquent, pour cette catégorie de malades, on peut peut-être écarter toute idée de récidive ou de généralisation, du fait de la nature bénigne de l'hypertrophie prostatique. Dans trois cas, au contraire (ceux que nous avons catalogués épithéliomas), nous croyons qu'il y a des réserves à faire. Nous ne reviendrons pas sur le malade de l'observation I; il s'agit là indiscutablement d'un cancer de la prostate et nous avons longuement insisté dans les commentaires sur l'histoire de cet opéré. En ce qui concerne les malades des observations XXI et XXIV, le diagnostic histologique est épithélioma adénoïde. Cette lésion doit être considérée comme une néoplasie épithéliale (Albarran et Hallé). Aussi faut-il faire des réserves pour l'avenir. Et l'on ne peut s'empêcher d'y songer en étudiant le malade de l'observation XXI. Chez cet homme, en effet, tout d'abord, l'extirpation de la glande fut très-difficile et, en outre, nous n'avons pas obtenu chez lui un résultat complet. Il ne vide pas sa vessie; ses résidus varient encore de 80 à 150 grammes. Quand il se sonde, une fois tous les deux jours, il ramène une goutte de sang. Enfin, l'état général baisse et l'amaigrissement s'accentue. Tout fait prévoir, en somme, un dénouement fatal à brève échéance.

[1] J. Albarran et H. Hallé, *loc. cit.*

Quant au malade de l'observation XXIV, l'avenir aurait pu nous dire si la clinique était d'accord avec l'anatomie pathologique. Mais ce malade a succombé quarante jours après l'opération. Y a-t-il un rapport entre cette mort et la nature de l'hypertrophie? Nous posons la question sans oser la résoudre.

Sur nos vingt-cinq malades trois doivent donc être considérés comme des cancéreux, ce qui donne au pourcentage 12 pour 100. Or Albarran et Hallé[1] sur les 100 prostates qu'ils ont examinées, en ont trouvé quatorze néoplasiques. Il est intéressant de comparer ces deux chiffres et de voir que nous arrivons en somme aux mêmes conclusions que ces auteurs. Il résulte, en effet, de cette étude histologique et de l'histoire clinique de nos malades, que le cancer prostatique, comme l'ont signalé Albarran et Hallé, est relativement fréquent et passe souvent inaperçu. Les signes physiques et les symptômes fonctionnels ne permettent pas toujours de le distinguer nettement de l'hypertrophie prostatique bénigne. La carcinose prostatique diffuse a évidemment une physionomie bien à part, mais, à côté, il existe des épithéliomas adénoïdes et des cancers intracapsulaires circonscrits et ce sont ces cas qui sont pris souvent pour une hypertrophie prostatique simple.

Enfin, un de nos malades (obs. V) est atteint de tuberculose prostatique. C'est là un fait très rare; les cas de tuberculose primitive de la prostate sont peu nombreux, surtout à l'âge de notre opéré (69 ans). Rien dans son histoire ne faisait soupçonner la tuberculose.

[1] J. Albarran et Hallé, *loc. cit.*

Il n'avait aucun antécédent suspect et, cliniquement, sa maladie avait évolué comme une hypertrophie simple banale. Il est à noter cependant qu'il avait une double hydrocèle et que les épididymes étaient augmentés de volume, surtout à droite. Peut-être étaient-ce des lésions tuberculeuses ?

Quant à l'opération, elle s'exécuta correctement. Toutefois il y avait en haut et en arrière une masse irrégulière, où se trouvaient englobés les canaux déférents. De plus, la prostate était de consistance molle, ce qui nous avait fait émettre des doutes sur sa nature histologique; il s'était même écoulé du liquide purulent du lobe gauche[1].

Ce cas est très intéressant, car il nous montre, ce qui du reste est déjà signalé, que la tuberculose primitive de la prostate est une affection latente et que la clinique est impuissante à en révéler le début (Béraud, 1857, Cornitzer, Marwedel 1892[2]).

[1] Notre malade est en cours de traitement ; aussi ne pouvons-nous dire quels résultats nous a donnés chez lui la prostatectomie.

[2] Albarran, *Traité de Le Dentu et Delbet*, t. IX.

CHAPITRE III

RÉSULTATS OPÉRATOIRES DE LA PROSTATECTOMIE PÉRINÉALE

Envisagée au point de vue des résultats que donne l'intervention, l'étude de nos vingt-cinq prostatectomies nous amène à des considérations générales importantes. Il est intéressant, en effet, de se demander ce que devient l'urètre après la prostatectomie, comment se cicatrise la plaie, quelles constatations donne le toucher rectal, quelles complications peuvent survenir pendant ou après l'opération et, comme conséquence directe et de la plus haute importance, quelle est, en somme, la gravité de l'intervention.

Nous allons passer successivement en revue ces différents points; on voit qu'ils ont trait uniquement aux résultats opératoires. Les résultats cliniques, en effet, feront le sujet d'un autre chapitre.

§ I. — DU CATHÉTÉRISME APRÈS LA PROSTATECTOMIE

Chez tous nos opérés, à l'heure actuelle, le cathétérisme est très facile. Tous peuvent être sondés avec les sondes de Nélaton, de diamètres assez importants, puisqu'ils varient entre les numéros, 17, et 19. Chez aucun, nous ne sommes obligé d'employer des sondes à béquille ou le mandrin. Mais il n'en a pas toujours été ainsi et, à ce point de vue, nous pouvons diviser nos opérés en deux groupes : ceux qui ont eu du drainage cysto-périnéal seul, et ceux qui ont eu d'emblée la sonde à demeure. Chez les premiers, le cathétérisme a toujours été difficile après l'ablation du drain et, la plupart du temps, nous dûmes employer le mandrin. Cette difficulté de l'introduction de la sonde est même une des raisons qui nous fit supprimer le drainage périnéal seul dans les opérations ultérieures et nous décida à placer en même temps une sonde.

Nous reviendrons, du reste, sur ce point. Quoi qu'il en soit, le cathétérisme est devenu aisé plus tard chez cette catégorie de malades, quand on leur eut mis et enlevé la sonde à demeure.

Chez les opérés du second groupe, l'introduction d'une sonde a été très facile, d'une manière générale. Il y a cependant quelques exceptions. Ainsi, le malade de l'observation VII ne put être sondé pendant douze jours; celui de l'observation VIII, pendant cinquante et un jours, celui de l'observation XV pendant quarante-cinq jours et enfin celui de l'observation XIX pendant treize jours. Mais il faut remarquer que ces malades n'avaient gardé la sonde que peu de jours : quatre à dix. La sonde était sortie spontanément ou bien on l'avait supprimée, parce que l'opéré la supportait mal. Chez tous les autres qui avaient eu la sonde à demeure pendant quinze à vingt et un jours, le cathétérisme s'est effectué très aisément, immédiatement après l'ablation de cette sonde. Nous croyons donc qu'il est important, au point de vue du cathétérisme précoce que la sonde à demeure reste en place pendant une assez longue période. Nous disons « cathétérisme précoce », car le cathétérisme finit toujours par devenir facile, au bout d'un temps plus ou moins long, même chez les opérés qui n'ont eu ni drainage, ni sonde, comme nous l'avons vu chez le malade de l'observation I, lors de la seconde intervention.

Cette facilité du cathétérisme a été notée par tous les auteurs.

§ 2. — CICATRISATION DE LA PLAIE

On est étonné de voir avec quelle rapidité se cicatrise la plaie périnéale qui, après l'extirpation de la prostate paraît si profonde et si vaste. Peu de jours après que l'on a enlevé les mèches, la cavité se comble très rapidement. La cicatrisation, chez la majorité de nos opérés, s'est effectuée en trente-cinq jours en moyenne; deux même ont vu leur périnée complètement fermé en quinze et vingt et un jours. Chez les autres enfin, il a fallu plus de quarante jours, et, parmi ces derniers, la plaie ne s'est cicatrisée chez un qu'au bout de deux mois et demi.

Nous ferons remarquer, cependant, que très souvent il est difficile d'apprécier exactement combien de jours sont nécessaires pour obtenir la cicatrisation de la plaie. Celle-ci, en effet, se cicatrise d'abord très vite, puis il persiste souvent un petit pertuis sans importance, ou un bourgeon charnu, qui met un peu plus de temps à s'épidermiser. Nous avons noté également, dans plusieurs cas, la présence dans la plaie de produits noirâtres sphacélés; il faut peut-être incriminer la ferripyrine dont nous imbibions les mèches du tamponnement et à laquelle nous avons renoncé. Peut-être, aussi, était-ce simplement les fragments de capsule non réséqués, comme le fait remarquer Petit. Quoi qu'il en soit, sous l'influence de lavages abondants au permanganate de potasse, ces produits sphacélés se sont éliminés rapidement au bout de quelques jours et la plaie a vite repris son aspect rosé et bourgeonnant. Quelquefois encore, mais rarement, la plaie était recouverte de produits blanchâtres, d'apparence diphtéroïde, du reste, peu marquée ; dans ce cas, des attouchements à la teinture d'iode l'ont rapidement détergée et lui ont permis de recouvrer toute sa vitalité, malgré le passage incessant de l'urine. Quant à la cicatrice, elle est souple et indolore, parfois elle fait une légère saillie en cul-de-poule.

Enfin, aucun de nos opérés n'a conservé une fistule périnéale. Un seul (obs. XIV) a vu sa plaie se rouvrir quatre mois après l'opération et donner issue à quelques gouttes d'urines. Mais au bout de quatre jours, la fistule s'est bouchée et ne s'est plus ouverte depuis.

§ 3. — LE TOUCHER RECTAL APRÈS LA PROSTATECTOMIE

Le toucher rectal, pratiqué chez la plupart de nos opérés, nous a permis de constater que la région correspondante à la prostate est aplatie, indolore ; on sent presque toujours une légère induration, qui indique évidemment la cicatrisation de la loge prostatique. Cet examen nous a fait voir également que l'extirpation de la prostate paraissait, sinon complète, du moins suffisante, sauf dans un cas (obs. I), où l'on sentait encore une grosse masse après la première intervention ; mais, ici, nous savions que la prostatectomie était loin d'avoir été complète et l'examen histologique a montré qu'il s'agissait d'un cancer. Enfin, chez deux malades (obs. XIII et XXIII), on sent encore un petit noyau dur, du volume d'une noisette.

§ 4. — COMPLICATIONS POST-OPÉRATOIRES DE LA PROSTATECTOMIE

Beaucoup de nos malades ont présenté, dans les suites opératoires, certaines particularités intéressantes, dont les unes peuvent être considérées comme de véritables complications, et les autres comme de simples incidents sans importance.

Tout les auteurs ont signalé la fréquence des orchi-épididymites après la prostatectomie. Nous ne citerons que Petit qui a constaté cette complication douze fois sur trente cas. Pour nous, nous l'avons rencontrée un peu moins souvent : huit fois seulement sur vingt-cinq malades. L'orchite a fait son apparition aux dates indiquées dans le tableau suivant :

Dans 1 cas,	le 7e jour	(obs. XXV),	après	l'opération.
— —	le 8e jour	(obs. II),	—	—
— —	le 9e jour	(obs. XXII),	—	—
— —	le 10e jour	(obs. XIII),	—	—
— —	le 13e jour	(obs. V),	—	—
— —	le 18e jour	(obs. XIX),	—	—
— —	le 23e jour	(obs. XV),	—	—
— —	7 mois	(obs. XVI),	—	—

On voit donc que, dans ce dernier casseulement, elle a été tardive, et c'est la seule avec celle du malade de l'observation X qui ait été suppurée. Chez les autres malades, elle est restée simple et, en huit jours, elle a disparu. Chez un cependant (obs. XV), le testicule droit reste encore sensible. En somme, c'est un accident à évolution rapide et bénigne bien que, dans la majorité des cas, il y ait eu un léger mouvement fébrile. La pathogénie est du reste facile à comprendre ; l'inflammation testiculaire a été nettement la conséquence de l'infection, que l'infection vînt de l'urètre (et, en effet, la sonde à demeure s'accompagne souvent d'urétrite), et se transmît par voie déférentielle, ou qu'elle vînt de la plaie périnéale et se transmît alors par voie veineuse et lymphatique. Ajoutons que, dans certains cas (obs. XIX), un petit traumatisme comme une tentative de cathétérisme peut en être la cause occasionnelle.

L'orchite, nous venons de le dire, est une complication sans gravité ; mais il n'en est pas moins vrai qu'elle a une certaine importance en raison de la gêne et des douleurs assez vives qu'elle occasionne aux malades, et de l'ascension thermique qui se produit sur des sujets, souvent déjà infectés et dont l'état général laisse à désirer. Aussi, est-il légitime de se demander si l'on peut prévenir cet accident? Albarran conseille, pour empêcher la propagation de l'infection par la voie canaliculaire, d'interrompre la continuité des canaux déférents. C'est cette manière de voir qu'a adoptée M. Rafin ; mais il n'a pas pratiqué la résection des canaux déférents d'une façon systématique dans tous les cas ; il ne l'a faite que chez quatre malades, où cela paraissait très nettement indiqué. L'un (obs. XI), avait déjà une orchite à gauche et la déférentectomie avait pour but de prévenir l'orchite droite; l'autre (obs. XIV), avait eu une orchite double peu de temps avant la prostatectomie et gardait encore une légère induration au niveau des épididymes; le troisième (obs. XXI), vieil infecté urinaire, avait des orchites à répétition; le dernier enfin (obs. XXIII), avait eu quatre orchites antérieures et, chez lui, l'infection était très marquée. La résection des canaux déférents au niveau du canal inguinal fut donc pratiquée chez ces quatre malades et aucun d'eux n'eut d'orchite post-opératoire. Il semble dès lors qu'on soit en droit de conclure que la déférentectomie prévient l'orchite et qu'il serait peut-être indiqué de la pratiquer systématiquement dans tous les cas.

Tout récemment, O. Zuckerkandl[1] prétend que le seul moyen d'éviter l'orchi-épididymite, c'est de soutenir le scrotum après l'intervention. Nous ne pouvons porter de jugement sur cette méthode, car nous ne l'avons pas encore mise à l'essai. Par contre, chez deux malades porteurs d'orchite, suppurée chez l'un (obs. XII), simple chez l'autre (obs. XI), la prostatectomie eut une influence heureuse; après l'opération, en effet, nous vîmes l'orchite disparaître rapidement et la fistule se tarir.

Il est un autre accident, que nous avons fréquemment observé chez nos opérés, nous voulons parler de la coprostase; nous avons remarqué, en effet, que pres-

1. O. Zuckerkandl, De l'extirpation totale dans l'hypertrophie de la prostate (*Wiener klinische Wochenschrift*, 29 octobre 1903).

que tous nos malades avaient les plus grandes difficultés à aller à la selle, pendant les premières semaines qui suivaient l'opération. Malgré les purgations répétées, malgré les lavements, malgré un régime approprié, la constipation persistait, occasionnant soit du ballonnement et des coliques, soit, dans quelques cas, un peu d'élévation de température, avec langue chargée et diminution de l'appétit.

Nous sommes même persuadé que la mort de notre malade de l'observation XXIV doit être uniquement attribuée à l'encombrement de son tube digestif par les matières fécales; il est mort, autrement dit de stercorhémie, avec vomissements persistants, érythème infectieux, etc... Quoi qu'il en soit, quand nos opérés ne pouvaient aller à la selle, nous employions le moyen héroïque : le curage du rectum, suivi d'un grand lavement immédiatement et d'une purgation le lendemain. Grâce à cela, les selles se régularisaient peu à peu. Nous ne saurions trop insister sur la nécessité de veiller sur ce point.

Nous n'avons eu à enregistrer aucune hémorragie secondaire et, dans deux cas seulement, une hémorragie post-opératoire immédiate (obs. VII et XIX). Chez ces opérés, tout était terminé, le pansement appliqué ; l'un même était déjà reporté dans son lit, quand nous aperçûmes un suintement hémorragique d'une certaine abondance. Nous dûmes mettre des pinces à demeure et faire un tamponnement un peu serré de la plaie ; en somme, ces hémorragies post-opératoires nous paraissent faciles à arrêter et sans danger, pourvu que l'on s'en aperçoive à temps.

Signalons encore, comme accidents, du reste, peu fréquents, une légère escarre fessière chez deux malades (obs. I et obs. XIII), de l'érythème de la verge chez un autre (obs. XVIII) consécutif à l'application topique de gaze iodoformée et de l'eczéma du scrotum dans un cas (obs. XXIII). Chez deux opérés (obs. XIV et obs. XXI), la plaie de résection des canaux déférents s'est infectée et il en est résulté de petits abcès sans importance. Un autre, enfin (obs. XXV) a eu une urétrite assez intense pour nécessiter une incision.

Nous n'avons eu à déplorer ni infection générale, ni infection ascendante ; deux opérés (obs. III et XV) ont eu, il est vrai, un peu de température et des frissons, mais, en quelques jours, tous ces phénomènes ont disparu. Chez un autre (obs. VII), l'alerte fut un peu plus sérieuse. Sa température axillaire monta à 39°7 ; il eut plusieurs frissons et il se plaignait de souffrir dans les reins. Le rein droit n'était pas perceptible, mais le rein gauche était gros. Ici, encore, cependant, tout se termina heureusement au bout de peu de temps. L'ablation de la sonde à demeure semble avoir eu une influence favorable dans ce cas.

§ 5. — GRAVITÉ DE LA PROSTATECTOMIE

Pour se rendre compte de la gravité de la prostatectomie, nous n'avons qu'à consulter nos observations et à voir combien de décès nous avons eus. Or, M. Rafin a pratiqué 26 fois cette opération sur 25 malades.

Deux opérés sont morts, ce qui donne au pourcentage une mortalité de 8,5 pour 100. C'est là, on en conviendra, un chiffre peu élevé. C'est à la seizième prostatectomie seulement que nous avons eu notre premier décès (obs. IX). Il s'agissait d'un homme très affaibli, qui, dix mois auparavant, s'était relevé à grand'peine d'une lithotritie. Quand il rentra à l'hôpital, le cathétérisme présentait quelgues difficultés, aussi ne fut-il pas soumis à un examen prolongé, comme nous le faisions d'ordinaire. Il ne put se relever de l'opération et mourut le quatrième jour ayant présenté comme symptômes prédominants une extrême faiblesse, des vomissements persistants à la suite desquels survint du refroidissement progressif. Peut-être faut-il incriminer aussi le centigramme et demi de morphine, qu'on lui injecta en trois fois? Quant à notre second décès, il se rapporte chronologiquement à la vingt-deuxième prostatectomie; ce malade mourut, nous l'avons déjà dit, le quarantième jour, avec des phénomènes dus peut-être à de la stercorhémie.

Etant donné cette mortalité peu élevée, nous sommes en droit de conclure que la prostatectomie est une opération bénigne, surtout si l'on considère les organismes sur lesquels elle est faite. Il s'agit, en effet, d'individus âgés, chez qui, par conséquent, la vitalité est très affaiblie et leur résistance est encore diminuée par ce fait qu'ils sont tous plus ou moins infectés et que l'opération est en somme longue et laborieuse.

Si nous considérons, tout d'abord, l'âge de nos malades, nous voyons que neuf avaient plus de soixante-dix ans, treize avaient entre soixante et soixante-dix ans, deux seulement avaient cinquante-neuf ans. Le plus jeune avait cinquante-six ans et le plus vieux soixante-dix-sept ans et demi. En second lieu, l'opération, avons-nous dit, est parfois longue et laborieuse. En effet, elle durait souvent de une heure à une heure et demie, quand, au début, on pratiquait la suture de l'urètre. La suppression de ce temps opératoire a considérablement diminué la longueur de l'opération. Il y a toujours, en outre, une perte de sang assez considérable; l'importance de l'hémorragie a été notée par tous les opérateurs. Mais cette hémorragie est-elle bien à redouter ? Nous ne le croyons pas, à condition, toutefois, qu'elle ne soit pas trop abondante. Ne contribue-t-elle pas à décongestionner les organes du petit bassin, toujours plus ou moins congestionnés chez les vieux prostatiques ?

Malgré ces différents facteurs : âge avancé, longueur de l'opération, hémorragie, etc., tous nos malades, sauf, bien entendu, celui de l'observation IX, ont admirablement supporté l'intervention. Chez tous, l'anesthésie s'est très bien passée, bien que la plupart aient eu des signes d'emphysème et des intermittences cardiaques. Enfin, une fois transportés dans leur lit, ils se réveillaient immédiatement; ils n'avaient ni choc, ni vomissement; l'hémorragie les avait seulement assez affaiblis, mais, sous l'influence du sérum qu'on leur injectait à la dose de 2 litres dans la journée, le pouls revenait rapidement bon.

Les prostatiques d'une même salle remarquaient bien cette bénignité opératoire; aussi n'avons-nous jamais eu la moindre difficulté à leur faire accepter l'intervention, en raison des résultats qu'ils pouvaient constater eux-mêmes.

Un autre fait nous a encore frappé : l'absence complète de complications pulmonaires. On sait combien il est dangereux de laisser les vieillards au lit pendant plusieurs jours, à cause de l'hypostase. Jamais nous n'avons vu ni congestion passive, ni pneumonie chez nos opérés, et, cependant, beaucoup d'entre eux avaient leurs voies respiratoires en mauvais état (obs. IV, V, XIV, XIX). Nous les faisions lever, du reste, le plus tôt possible, en général, dès que nous leur enlevions la sonde à demeure, c'est-à-dire du quinzième au vingtième jour. Il nous est même arrivé de les faire lever, ou plutôt asseoir sur un fauteuil, tout en gardant encore leur sonde.

Enfin, disons en terminant que la température est restée normale presque toujours. Elle s'élevait seulement, dans les cas où il y avait quelque accident intercurrent, comme une orchite, de la constipation, etc. Deux de nos opérés (obs. XI et XIII) ont présenté pendant quelques jours des troubles mentaux ; ils divaguaient, avaient des moments de subdélire, se levaient plusieurs fois la nuit et disaient ne pas se rendre compte de ce qu'ils faisaient. Nous ne savons quelle interprétation donner à ces faits. Ces troubles mentaux sont-ils la conséquence directe de l'opération, analogues en quelque sorte au délire traumatique? Est-ce du délire infectieux? Ou s'agit-il simplement de sénilité?

Concluons donc en disant qu'indépendamment des résultats cliniques, l'opération de la prostatectomie en elle-même est une bonne opération, en ce sens qu'elle ne met que fort peu la vie des malades en danger et que ceux-ci se relèvent très rapidement.

CHAPITRE IV

RÉSULTATS CLINIQUES DE LA PROSTATECTOMIE

Nous allons exposer dans ce chapitre les résultats que nous avons constatés chez nos opérés ; chez quelques-uns, ces résultats sont assez éloignés pour qu'il soit permis d'espérer qu'ils seront définitifs. Comment se fait la miction ? La vessie se vide-t-elle ? Quel est l'état des urines ? Quel est l'état des fonctions intestinales ? Que devient l'état général ? Quelles modifications subissent les fonctions génitales ? Telles sont les questions que nous allons avoir à résoudre dans ce chapitre.

§ 1. — DE LA MICTION CHEZ LES PROSTATECTOMISÉS

Nous avons déjà longuement insisté, dans les commentaires de nos observations, sur le moment où revient la miction chez les opérés. Nous ne voulons pas y revenir ici. Qu'il nous suffise de rappeler que, dans la grande majorité des cas, la miction spontanée revient dès que l'on a enlevé la sonde à demeure. Mais comment se fait cette miction à l'heure actuelle ? C'est là ce qui est intéressant et important de savoir. Nous éliminerons, tout d'abord, le malade de l'observation I, qui est complètement incontinent, les deux malades qui sont morts après l'opération, le malade de l'observation V, encore en traitement, et celui de l'observation XVIII. Chez ce dernier, en effet, comme nous l'avons déjà dit, la prostatectomie ne nous a donné absolument aucun résultat ; c'était un cas très spécial, dans lequel l'intervention n'était peut-être pas indiquée. Il reste donc vingt malades, que nous avons tous revus à des dates récentes. Au point de vue du nombre des mictions nocturnes, nous avons constaté que le plus grand nombre (dix-sept sur vingt) urinent en moyenne deux à cinq fois la nuit, ce qui fait, pour une nuit de neuf à dix heures, une miction toutes les deux ou trois heures. Les trois autres urinent un peu plus souvent; ils sont obligés de se lever de six à sept fois. Nous n'avons pas eu le plaisir de noter la suppression totale des mictions nocturnes. Quant aux mictions diurnes, la majorité de nos opérés urinent toutes les trois heures en moyenne, quelques-uns pouvant attendre quatre heures; d'autres, au contraire, étant obligés de satisfaire au besoin toutes les deux heures et demie. Ce n'est évidemment pas parfait; le nombre des mictions ne redevient pas, en somme, normal. Néanmoins, on a le droit de se montrer très satisfait de ces résultats (et c'est l'impression, du reste, de nos malades), si l'on compare cet état actuel avec l'état antérieur à l'opération. Ces malheureux urinaient huit, dix fois et même davantage la nuit, et le jour quelquefois toutes les demi-heures. D'autres, nous l'avons vu, étaient en rétention complète et ne pouvaient émettre une seule goutte sans le secours de la sonde. Enfin, il faut tenir compte également des efforts que faisaient tous ces malades et des douleurs qu'ils éprouvaient. Maintenant, chez à peu près tous, au contraire, la miction se fait bien, cette facilité de la miction est même un des résultats les plus remarquables de la prostatectomie. Les opérés, en effet, urinent sans difficulté, sans douleur; le besoin, en général, n'est pas très pressant et ils peuvent le plus souvent interrompre et reprendre le jet à volonté. Quant au jet, il est plein, large, en somme, absolument normal. Voilà donc un premier résultat de l'intervention : diminution du nombre des mictions et extrême facilité de ces mictions.

Nous venons de dire que le nombre des mictions est diminué. Mais pourquoi reste-t-il encore relativement élevé? Cela tient, croyons-nous, à ce que nos malades font une quantité d'urine plus considérable qu'à l'état normal. En d'autres termes, ils sont pollakyuriques parce qu'ils sont polyuriques; fabriquant plus d'urine, il est naturel qu'ils aient des besoins plus fréquents. Nous avons mesuré sur la plupart de nos opérés la quantité d'urine émise la nuit et le jour séparément et le nombre des mictions.

Voici les résultats que nous avons constatés et qu'il est intéressant de comparer avec la capacité vésicale.

Obs. II. — 8 mois après l'opération.
5 à 6 mictions la nuit p. 1000 gr. d'urine. } Capacité vésicale
9 à 10 mictions le jour p. 1500 gr. d'urine. } = 200 gr.

Obs. III. — 2 mois après.
4 mictions la nuit p. 1500 gr. d'urine. } Capacité = 320 gr.
5 mictions le jour p. 1500 gr. d'urine. }

Obs. IV. — 25 jours après.
3 mictions la nuit p. 525 gr. d'urine.
4 mictions le jour p. 600 gr. d'urine.
Capacité = 325 gr.

Obs. VII. — 11 mois après.
5 mictions la nuit p. 750 gr. d'urine.
6 mictions le jour p. 1000 gr. d'urine.
Capacité = 180 gr.

Obs. VIII. — 9 mois après.
4 mictions la nuit p. 1500 gr. d'urine.
5 mictions le jour p. 1500 gr. d'urine.
Capacité = 320 gr.

Obs. X. — 3 mois après.
6 à 7 mictions la nuit p. 1200 gr. d'urine.
5 à 7 mictions le jour p. 1000 gr. d'urine.
Capacité = 230 gr.

Obs. XIII — 1 an après.
4 mictions la nuit p. 1500 gr. d'urine.
5 mictions le jour p. 1500 gr. d'urine.
Capacité = 180 gr.

Obs. XV. — 9 mois 1/2 après.
4 mictions la nuit p. 1000 gr. d'urine.
6 mictions le jour p. 750 gr. d'urine.

Obs. XVII. — 10 mois après.
4 à 5 mictions la nuit p. 15 à 1600 d'urine.
6 à 7 mictions le jour p. 3000 gr. d'urine.
Capacité = 450 gr.

Obs. XIX. — 10 mois après.
3 mictions la nuit p. 800 gr. d'urine.
4 mictions le jour p. 800 gr. d'urine.
Capacité = 280 gr.

Obs. XXII. — 5 mois après.
3 à 4 mictions la nuit p. 690 gr. d'urine.
5 mictions le jour p. 580 gr. d'urine.
Capacité = 180 gr.

Obs. XXIII. — 3 mois 1/2 après.
3 à 5 mictions la nuit p. 2000 gr. d'urine.
4 mictions le jour p. 1500 gr. d'urine.

Obs. XXV. — 3 mois après.
6 mictions la nuit p. 1500 gr. d'urine.
6 mictions le jour p. 700 gr. d'urine.
Capacité = 300 gr.

On voit donc que tel individu (obs. X), fabriquant dans une nuit 1200 grammes d'urine, avec une capacité vésicale de 230 grammes, devra avoir six à sept mictions. Tel autre, non polyurique (obs. XXII), puisqu'il ne fabrique que 800 grammes d'urine dans une nuit, devra uriner cependant trois fois, parce qu'il a une capacité vésicale de 180 grammes seulement. Ces malades sont donc pollakyuriques, mais ils vident bien leur vessie ; le nombre de leurs mictions est sous la dépendance et de leur capacité vésicale et de la quantité d'urine qu'ils sécrètent.

Mais il ne suffit pas d'uriner facilement, il faut encore savoir si la miction est complète, en d'autres termes, si la vessie se vide bien. Voici, à ce sujet, les résultats que nous avons obtenus.

Observations	Résidu avant l'opération [1]	Résidu après
I	450 gr.	10 mois, 0.
II	Rétention complète	8 mois, moins de 60 gr.
III	Rétention complète	2 mois, 0.
IV	Rétention complète	1 mois, 40 gr.
V	Rétention complète	Malade en traitement.
VI	400 gr.	3 mois 1/2, 0.
VII	200 gr.	2 mois, 0.
VIII	Rétention complète	9 mois, 95.
IX	Rétention complète	Mort le 4e jour.
X	Rétention complète	3 mois, 20 gr.
XI	400 gr.	2 mois 1/2, 0.
XII	280 gr.	4 mois, 40 gr.
XIII	1000 gr.	1 an, 10 gr.
XIV	250 à 500 gr.	10 mois, 20 à 25 gr.

[1] Les résidus s'entendent pour chaque cathétérisme.

Observations	Résidu avant l'opération[1]	Résidu après
XV	130 gr.	7 mois, 0.
XVI	400 gr.	2 mois, 0.
XVII	500 à 1000 gr.	8 mois, 0.
XVIII	350 à 800 gr.	Pas de modification.
XIX	200 à 400 gr.	7 mois, 10 gr.
XX	225 à 500 gr.	1 mois, 20 gr.
XXI	650 gr.	9 mois, 80 à 120 gr.
XXII	100 à 300 gr.	5 mois, 0.
XXIII	600 gr.	7 mois 1/2, 0.
XXIV	350 gr.	Mort le 40e jour.
XXV	250 à 475 gr.	3 mois, 100 gr.

Si nous retranchons les deux décès que nous avons eus, le malade bien spécial de l'observation XVIII et le malade de l'observation V, en cours de traitement, nous voyons que sur 21 opérés restant, 10 vident complètement leur vessie, 5 autres peuvent aussi être considérés comme tels, puisque le résidu est seulement de 5 à 20 grammes. Nous sommes autorisé à dire, en somme, que 15 sur 21 vident leur vessie.

Chez trois autres le résidu est peu important puisqu'il est de 40 à 60 grammes ; il est du reste nécessaire de faire quelques remarques ; ainsi en ce qui concerne l'opéré qui conserve 60 grammes de résidu (obs. II), nous croyons que ce n'est pas là le chiffre exact, car il n'a pu être sondé, à notre dernier examen, que dix minutes après la miction. L'opéré de l'observation XII a encore un résidu de 40 grammes ; mais ce malade avait une énorme prostate, la plus volumineuse que nous ayons enlevée (185 grammes) ; l'extirpation fut

[1] *Ibid.*

extrêmement difficile, en raison de ce volume et de la profondeur. On peut lire dans le compte rendu, que l'on n'était pas sûr d'avoir tout enlevé. Peut-être reste-t-il encore des fragments prostatiques ; et c'est dans ce fait qu'il faudrait voir la cause de ce résidu. Toutefois, ce cas peut être considéré comme une guérison, car, depuis un an, ce résidu n'augmente pas, le malade ne se sonde plus et a repris ses forces. Nous avons trouvé également 45 grammes de résidu chez le malade de l'observation IV ; mais cet homme n'est opéré que depuis un mois et demi et il est fort possible que, dans quelque temps, il vide complètement sa vessie.

Restent enfin trois opérés, chez qui le résidu est encore élevé. Chez l'un, il est de 95 grammes (obs. VII) rien n'explique ce chiffre ; il est à noter cependant que c'était un rétentionniste complet sans distension depuis trois ans. Le second (obs. XXV) conserve encore 100 grammes dans sa vessie après la miction, ce malade avait quitté l'hôpital un mois et demi après l'intervention, n'ayant qu'un résidu insignifiant (10 grammes), et il est rentré de nouveau il y a quelques jours avec un résidu de 250 grammes. Il est soumis à des cathétérismes réguliers deux fois par jour et le résidu n'est plus maintenant que de 100 grammes. Tout fait espérer qu'il baissera encore.

Enfin notre opéré de l'observation XXI est celui qui présente le résidu le plus élevé, puisqu'il oscille entre 80 et 150 grammes. C'est le seul de nos malades qui soit obligé de se sonder une fois tous les deux jours. C'était un rétentionniste presque complet avec distension et, chez lui, l'examen histologique nous a montré un épithélioma adénoïde, avec réserves à faire sur une évolution maligne. Ce caractère histologique est-il en rapport avec le résultat incomplet de la prostatectomie chez ce malade ?

Sur les quinze qui vident leur vessie, chez sept l'évacuation vésicale a été immédiatement complète, c'est-à-dire dès que l'on a enlevé la sonde à demeure. Chez les autres, cette évacuation n'est devenue complète que peu à peu, le plus souvent au bout de deux ou trois mois, une fois (obs. XV) au bout de six mois. Cette constatation a une grosse importance, car elle nous montre qu'il ne faut pas perdre de vue les prostatectomisés, tout au moins ceux qui ne vident par leur vessie, mais qu'il faut les examiner de temps en temps. Sous l'influence de cathétérismes réguliers et de lavages, on a de grandes chances pour voir les résidus s'abaisser progressivement et arriver à disparaître. Chez quelques-uns cependant le sondage ne fait pas diminuer le taux du résidu ; c'est ce que nous avons vu chez les trois qui ne vident pas leur vessie à l'heure actuelle.

C'est le moment d'envisager une question très importante, celle de l'incontinence. Disons tout d'abord, pour ne plus y revenir, qu'un seul de nos opérés a de l'incontinence complète : c'est celui de l'observation I, chez lequel, on le sait, le diagnostic histologique était « cancer de la prostate ». Cet homme, après la première intervention, n'avait pas d'incontinence ; la seconde opération fut extrêmement difficile : toute la paroi inférieure de l'urètre fut enlevée et actuellement, quatre mois après la prostatectomie, l'incontinence est absolument complète et ne paraît avoir aucune tendance à diminuer. Il n'a du reste pas de résidu. Il est bien entendu que par incontinence, il faut comprendre la perte involontaire des urines quand la miction est revenue par les voies normales. Tous les malades, en effet, se mouillent plus ou moins par leur plaie périnéale, tant que celle-ci n'est pas cicatrisée. Au contraire, une fois que l'urine a repris son chemin urétral, les uns ont de l'incontinence passagère, les autres ne se mouillent pas. Sur nos vingt et un opérés (nous retranchons ici encore les quatre cas cités plus haut), douze n'ont pas eu la moindre incontinence à aucun moment et, parmi ces douze, un seul (obs. XII) a des mictions impérieuses; il doit obéir au besoin d'uriner, s'il ne veut pas se mouiller. Nos neuf autres opérés ont eu de l'incontinence, chez six, elle était tout d'abord nocturne et diurne, puis elle est devenue uniquement diurne ; chez les trois autres, elle n'a jamais été que diurne. Qu'est devenue cette incontinence ? Sept de nos malades l'ont vue disparaître complètement, sauf un (obs. XIII) qui perd encore quelques gouttes quand il tousse et le jour seulement. Cette disparition a demandé pour se faire une période de deux à cinq mois; dans un cas, cependant, il a fallu dix mois (obs. XI). Enfin, un seul perd encore à l'heure actuelle une partie très importante de ses urines ; c'est le malade de l'observation XXI, qui est le seul en outre, nous l'avons déjà dit, qui soit obligé de se sonder de temps en temps. En somme, on le voit, l'incontinence après la prostatectomie a un pronostic bénin, puisqu'elle arrive à disparaître dans la plus grande majorité des cas.

Aussi ne pouvons-nous admettre cette opinion de Paul Delbet : « L'incontinence est un des gros inconvénients de la prostatectomie, un inconvénient tel qu'il suffirait à faire abandonner la méthode si on ne parvenait pas à le pallier[1]. » C'est, en effet, un très gros inconvénient, mais qui ne se voit qu'exceptionnellement. Il ne faut cependant pas l'oublier.

A quelles causes faut-il attribuer l'incontinence ? Trois facteurs, nous semble-t-il, doivent être incriminés. En premier lieu, la dilacération du col de la vessie. Celle-ci se produit, soit pendant l'introduction de l'index, soit pendant l'extirpation des lobes prostatiques, soit enfin pendant l'extraction de calculs. Or, nous avons noté cinq fois cette dilacération du col ; le doigt pénétrait largement dans la vessie, sans être serré par le sphincter, et deux fois nous avons constaté de l'incontinence, mais elle n'a été que passagère. En second lieu, les lésions de l'urètre membraneux. C'est Proust[2] qui, au Congrès de Montauban, a émis cette opinion que l'incontinence tient non à la dilacération du col, mais aux lésions de l'urétre membraneux et probablement à la section du sphincter strié. On a pu constater que, dans nos comptes-rendus opératoires, nous avons toujours noté l'état de l'urètre membraneux. Dans *deux* cas seulement, il a été blessé, et l'un de ces malades (obs. I, cancer de la prostate), a actuellement de l'incontinence complète ; l'autre (obs. II), en a eu pendant deux mois. L'intégrité de l'urètre membra-

[1] Paul Delbet : Prostatectomie périnéale. Technique et instrumentation (*Ann. des mal. des org. gén. urin.*, octobre 1902).

[2] Proust, Congrès de Montauban.

neux nous paraît donc très importante. Reste enfin une troisième cause : la perte ou la diminution de la sensibilité de l'urètre prostatique due à la section pendant l'opération de fibres nerveuses ; cette cause ne peut-elle être invoquée pour nos opérés incontinents qui n'ont eu ni dilacération du col, ni lésions de l'urètre membraneux ? Il est logique d'admettre que la sensibilité revient peu à peu et que, conséquence directe, l'incontinence doit elle-même disparaître peu à peu.

§ 2. — DE L'ÉTAT DES URINES APRÈS LA PROSTATECTOMIE

La prostatectomie améliore-t-elle l'état des urines ? L'étude de nos observations nous permet de répondre affirmativement, ainsi qu'on peut s'en convaincre par le tableau suivant :

	ÉTAT DES URINES	
Observations	Avant l'opération	Après l'opération
I	Troubles	Troubles
II	Floconneuses	Limpides
III	Limpides	Limpides
IV	Troubles	Troubles
V	Limpides	Malade en traitement
VI	Un peu troubles	Limpides
VII	Troubles, hématiques	Limpides
VIII	Troubles	Limpides
IX	Purulentes	Mort le 4e jour
X	Troubles	Troubles
XI	Troubles	Limpides
XII	Purulentes	Louches
XIII	Purulentes	Limpides

ÉTAT DES URINES

Observations	Avant l'opération	Après l'opération
XIV	Purulentes	Louches
XV	Limpides	Limpides
XVI	Purulentes	Louches
XVII	Limpides	Limpides
XVIII	Limpides	Limpides
XIX	Limpides	Limpides
XX	Purulentes	Louches
XXI	Louches	Louches
XXII	Limpides	Limpides
XXIII	Troubles	Limpides
XXIV	Troubles	Mort le 40e jour
XXV	Limpides	Limpides

On voit donc que, sur ces vingt-cinq malades, seize ont été opérés avec des urines infectées et neuf avec des urines propres. Si nous laissons de côté nos deux décès, nous constatons que des quatorze malades opérés avec des urines infectées, six ont des urines absolument limpides, chez cinq, elles sont encore louches, mais il y a là une amélioration nette, car ces cinq malades avaient des urines très purulentes avant l'intervention. Trois autres, enfin, ont encore des urines troubles à l'heure actuelle, mais il faut remarquer que dans un cas (obs. IV), il s'agit d'un malade opéré depuis un mois et demi seulement, et dans un autre cas (obs. X), d'un malade calculeux. Enfin, les résultats que nous notons ici concernent les urines de la miction. Nous avons constaté, en effet, très souvent que l'urine, retirée par le cathétérisme, était plus propre que l'urine émise spontanément. Cela tient évidemment à ce que le premier jet de la miction en traversant la région prostatique, non encore cicatrisée, se charge de débris et de produits purulents.

Enfin, les neuf malades qui avaient des urines propres avant l'opération grâce à un traitement préparatoire très important, comme nous le verrons, ont tous des urines limpides à l'heure actuelle. Il faut pourtant en excepter le malade de l'observation V qui est en cours de traitement.

En somme, pour nous résumer, sur ving-trois malades survivants, quatorze ont les urines absolument limpides ; chez six, elles sont simplement louches et, chez trois, elles sont troubles. Nous sommes donc en droit de dire que la prostatectomie améliore l'état des urines dans le plus grand nombre des cas. Mais cette amélioration ne se fait pas immédiatement ; ce n'est qu'au bout de plusieurs semaines et souvent de plusieurs mois qu'on arrive à ce résultat. Petit prétend que tous ses opérés, avaient leurs urines claires quand ils quittaient le service, c'est-à-dire un mois et demi à deux mois après l'opération. Pour notre part, nous n'avons pas eu de résultat aussi rapide, dans la grande majorité des cas. Quoi qu'il en soit, cette amélioration si importante des urines constitue un des gros avantages de la prostatectomie périnéale. Elle tient, en effet, à deux causes, d'abord à ce que les malades n'ont plus besoin de se faire des sondages qui sont forcément d'une propreté douteuse et ils cessent, par là même, d'entretenir leur cystite, et ensuite à ce que l'opération permet un bon drainage vésical, que ce drainage se fasse par la voie périnéale, ou qu'il se fasse par les voies naturelles par l'intermédiaire de la sonde à demeure. Non seulement après la prostatectomie, le bas-fond vésical est supprimé, non seulement la vessie peut évacuer facilement tous ses produits purulents, mais encore les grands lavages boriqués ou nitratés, pratiqués plusieurs fois par jour, permettent de modifier l'état de la muqueuse et de bien désinfecter la cavité vésicale. En somme, la désinfection, c'est l'évacuation. Toutefois, il importe de dire qu'un opéré aura toujours des urines sales s'il a des lésions rénales septiques chroniques.

§ 3. — DE L'ÉTAT DES REINS APRÈS LA PROSTATECTOMIE

Il faudrait, pour se rendre compte exactement de l'état des reins après la prostatectomie, comparer non seulement la quantité, mais aussi la qualité de l'urine avant et après l'opération. On pourrait étudier ainsi les modifications subies par la fonction rénale après l'intervention. Malheureusement, nous ne pouvons qu'exprimer le regret de n'avoir pas fait l'analyse des urines de nos malades avant et après, c'est là une lacune qui sera comblée dans nos observations ultérieures. Tout ce que nous avons constaté, c'est que, chez deux malades où un rein semblait perceptible avant l'opération (obs. XIII et XXIII), on ne sent plus rien actuellement. En outre, bien que la majorité soit encore polyurique, nous croyons pouvoir dire que cette polyurie a certainement diminué dans des proportions importantes ; elle n'en persiste pas moins, témoignant par là de lésions de néphrite interstitielle irréparables.

§ 4. — LES FONCTIONS INTESTINALES APRÈS LA PROSTATECTOMIE

Presque tous nos prostatiques, avant l'opération, se plaignaient d'être constipés ; ils n'allaient à la selle que d'une manière très irrégulière et souvent que grâce à des lavements ou à des purgatifs répétés. Après la prostatectomie, les fonctions intestinales se régularisent petit à petit et, au bout de quelque temps, nos opérés avaient des selles quotidiennes et normales. Nous disons « au bout de quelque temps », car nous avons déjà noté que les premiers jours après l'opération, il y a, au contraire, une grande tendance à la constipation. Il semble que la vessie et le rectum marchent de pair ; à mesure que la vessie recouvre sa contractilité, le tube digestif, de son côté, la recouvre également. C'est donc là encore un résultat très appréciable de l'intervention. Faut-il l'attribuer à la suppression de la prostate, qui fait disparaître l'obstacle mécanique à la libre circulation des matières et la congestion inhérente à toute hypertrophie prostatique? Cette opinion n'est pas soutenable, il faut surtout invoquer l'amélioration de l'état général et la disparition des troubles dyspeptiques. Avant l'opération, les prostatiques sont, suivant l'expression de Guyon, « des dyspeptiques urinaires ». Après la prostatectomie, l'appétit revient, l'alimentation se fait mieux, tout le tube digestif, dans son ensemble, fonctionne mieux.

§ 5. — MODIFICATIONS DES FONCTIONS GÉNITALES APRÈS LA PROSTATECTOMIE

Un des reproches adressés à la prostatectomie est que cette opération supprime les fonctions génitales. Nous avons voulu contrôler cette assertion, et, pour cela, nous avons interrogé très soigneusement plusieurs de nos opérés. Voici les résultats de notre enquête : sur 15 malades interrogés, 4 n'avaient pas pratiqué le coït depuis longtemps (de 2 à 10 ans) et n'avaient plus d'érections. La question de la suppression des fonctions génitales n'a donc aucune importance chez des malades de ce genre. Sur les 11 restants, 5 avaient pratiqué le coït peu de temps avant l'opération, et 6 n'avaient pas eu de rapports sexuels depuis longtemps, mais avaient des érections. Or, depuis qu'ils sont opérés, 9 nous ont avoué n'avoir eu ni coït, ni érection ; un 10e nous a affirmé avoir eu des érections, et, enfin, un 11e nous a répondu en nous écrivant cette phrase quelque peu énigmatique, « léger plaisir, mais plus d'huile dans la lampe (!) ».

Nous pouvons donc déduire de ces renseignements et jusqu'à plus ample informé que la prostatectomie amène la perte des fonctions génitales. Nous ne chercherons pas à expliquer ce fait, nous contentant simplement de rappeler les trois hypothèses que signale Petit. « La perte de l'érection est-elle sous la dépendance de la suppression même de la glande ? S'agit-il du traumatisme seul de la muqueuse urétrale hémisectionnée ? Le *veru montanum* intéressé par cette hémisection serait-il cause, à lui seul, de l'abolition du réflexe ? » Quant à l'éjaculation, il est facile d'en expliquer la disparition ; le liquide prostatique constitue, en effet, une grande partie de l'éjaculation ; or, l'ablation de la glande entraîne forcément la suppression de la sécrétion et des canaux éjaculateurs.

Enfin, nous ferons remarquer, qu'avant de décider l'intervention, nous avertissions toujours nos malades de la perte possible de leurs fonctions génitales. Et aucun d'entre eux n'a jamais été arrêté par cette perspective ; tous ont préféré sacrifier une virilité un peu problématique, plutôt que vivre avec les « ennuis et les dangers de la sonde ». Il est juste, cependant, d'ajouter que nos malades avaient dépassé l'âge de la vie dite génitale.

§ 6. — MODIFICATIONS DE L'ÉTAT GÉNÉRAL APRÈS LA PROSTATECTOMIE

Tous nos malades, sauf deux (obs. I, cancer de la prostate, et obs. XXI, épithélioma adénoïde) ont vu leur santé s'améliorer après la prostatectomie. Au bout de quelques jours, la langue devient humide, la constipation disparaît, l'appétit renaît. On assiste parfois à de véritables résurrections. Quand nous revoyons nos malades, nous sommes frappé de leur aspect florissant ; nous ne citerons comme exemple que le malade de l'observation VII ; il a pris 15 kilogrammes depuis qu'il est opéré, et il pèse actuellement 100 kilogrammes. Tous, enfin, ont vu leurs forces revenir très rapidement et ont pu reprendre leur vie habituelle. Si l'on considère cette transformation de l'état général et si l'on ajoute à cela que ces malades non seulement n'ont plus besoin du secours de la sonde, mais encore urinent facilement et abondamment, ne peut-on pas dire qu'on leur a rendu réellement service? C'est, du reste, bien leur avis; tous, en effet, se déclarent enchantés du résultat.

CHAPITRE V

INDICATIONS DE LA PROSTATECTOMIE

Les indications de la prostatectomie sont extrêmement nombreuses ; aussi, comme dit Albarran, est-ce plutôt les contre-indications qu'il faudrait établir. Quoi qu'il en soit, voici comment, à la suite de l'étude de nos vingt-cinq opérations, nous comprenons la question. Pour décider si un prostatique doit être opéré ou non, plusieurs facteurs sont à examiner. Ce sont : la période de la maladie, l'âge des sujets, le volume de la prostate, l'état général et certains accidents survenant dans le cours de la maladie, tels qu'hématurie, infection, calculs, etc.

I. INDICATIONS TIRÉES DE LA PÉRIODE DE LA MALADIE

A quel moment de la maladie doit-on opérer un prostatique? Si l'on se rapporte à nos observations, on verra que tous nos malades étaient des rétentionnistes, les uns récents avec symptômes dysuriques antérieurs, les autres chroniques complets ou incomplets avec ou sans distension, et, chez presque tous, la prostatectomie a donné de bons résultats. Nous pouvons donc conclure que la première indication de l'intervention, c'est la rétention, puisque cette intervention va permettre aux opérés d'uriner spontanément et de vider leur vessie. Il y a là, par conséquent, une indication indiscutable. Reste à savoir si l'on devra opérer dans tous les cas de rétention. M. Rafin rejette l'opération dans les rétentions aiguës ; la crise de rétention aiguë, en effet, a un pronostic bénin, qu'il s'agisse d'une crise survenant à la première période du prostatisme ou d'une crise aiguë greffée sur un état chronique. Dans le premier cas, un cathétérisme rigoureusement aseptique peut faire disparaître la rétention aiguë, sinon pour toujours, du moins pour un laps de temps considérable. Dans le deuxième cas, il faut également ne pas opérer, car, à la faveur de cathétérismes réguliers et aseptiques, on voit souvent la miction spontanée revenir peu à peu, et ce n'est qu'à ce moment, où le malade est rentré, en somme, dans la catégorie des rétentionnistes chroniques, qu'on peut proposer la prostatectomie.

On peut donc poser comme principe qu'on ne doit pas opérer les rétentionnistes aigus. Par contre, l'opération pourra se faire chez tous les autres rétentionnistes ; mais quelques points sont ici à mettre en lumière. Si l'on consulte le tableau des rétentions complètes chroniques (p. 74), on voit que cette catégorie de malades nous a donné, dans son ensemble, de bons résultats. La chronicité et la totalité de la rétention ne doivent donc pas arrêter l'opérateur. En second lieu, parmi nos rétentionnistes chroniques incomplets, onze étaient distendus, et, malgré cette particularité, ils ont tous bénéficié de la prostatectomie. Ces faits prouvent que les lésions vésicales ne sont pas irrémédiables et qu'une vessie distendue est capable de recouvrer sa contractilité, même après plusieurs années. En conséquence, on peut opérer les distendus. Enfin, chez les sujets qui sont au commencement de la deuxième période (tableau A), c'est-à-dire dont la rétention est récente, l'opération donne également de bons résultats.

En résumé, nous dirons que l'indication de la prostatectomie se pose chez tous les prostatiques qui ne vident pas leur vessie, et par là même nous rejetons l'opération à la première période de la maladie. Cette période, en effet, est caractérisée, on le sait, par la pollakyurie nocturne, par des retards de la miction, par des déformations du jet, etc. ; mais, en définitive, à ce moment, ces malades vident encore leur vessie et cette période peut durer très longtemps. Cependant, certains auteurs, Albarran[1] notamment, conseillent d'opérer même à cette époque, si les symptômes sont gênants, si la glande est volumineuse.

Y a-t-il une époque de choix pour opérer ? Il est certain que, théoriquement du moins, le moment de choix serait le début de la seconde période, car la vessie garde encore toute sa contractilité et l'état général des malades n'a encore subi aucun assaut sérieux. Mais, en pratique, nous croyons qu'il faut tenir compte du degré de la rétention. Peut-on raisonnablement opérer un malade qui n'est obligé de se sonder qu'une fois ou deux par jour et dont les résidus atteignent 40 à 50 grammes ? Nous ne le pensons pas. Nous avons

[1] Albarran. Cure radicale de l'hypertrophie de la prostate. Indications de la prostatectomie (*Presse médicale*, 24 mai 1902).

plusieurs observations de malades que nous suivons depuis déjà longtemps ; chez eux, les résidus sont peu élevés et les urines satisfaisantes, et ils peuvent vivre sans grand dommage, avec un cathétérisme par jour, facile du reste. Dans ces conditions, nous ne nous sommes pas crus autorisés à leur proposer la prostatectomie. Nous conseillons donc d'attendre, pour opérer, que les résidus aient atteint un taux plus élevé, à moins qu'un incident, tel que des hématuries, la difficulté du cathétérisme, le retentissement sur l'état général, ne viennent hâter l'intervention.

Lorsque l'opération aura été décidée, il est de la plus haute importance que le candidat à la prostatectomie soit soumis à un traitement préparatoire. Si on les opérait immédiatement, on s'exposerait à de nombreux déboires et nous sommes persuadé que, si notre mortalité opératoire a été si faible et nos résultats aussi bons, cela tient pour une bonne part à ce que nous n'opérions nos malades qu'après plusieurs jours et le plus souvent plusieurs semaines d'observation et de traitement.

Le malade sera donc soumis à des cathétérismes aseptiques et désinfectants réguliers, suivant les règles ordinaires. Si le cathétérisme est difficile, s'il y a des hématuries, ou si les urines sont très sales, on mettra la sonde à demeure pendant un temps plus ou moins long. Enfin, le malade sera surveillé au point de vue de son état général et ce n'est que lorsque les urines se seront améliorées, lorsque l'état général se sera remonté, lorsque la fièvre sera tombée, et l'appétit revenu, que l'on se décidera à intervenir. Nous le répétons, nous considérons ces soins préparatoires comme de la plus haute importance et absolument indispensables. En d'autres termes, il ne faut pas faire de prostatectomie d'urgence; car on a souvent affaire à des individus affaiblis, infectés ou intoxiqués, représentant le type que Guyon a caractérisé du nom de « dyspeptiques urinaires », avec langue sèche, inappétence, constipation, etc. Opérer de tels malades dans de telles conditions, c'est aller au-devant d'un échec certain; déjà, très affaiblis, ils ne pourront se relever de l'opération. La seule fois où nous nous sommes hâtés pour intervenir (obs. X), notre malade est mort le quatrième jour.

En somme, pour nous résumer, voici comment nous comprenons cette question des indications :

1° *Le malade est à la première période de prostatisme*, période congestive. Il n'a pas de rétention; donc pas d'opération. M. Rafin croit, cependant, qu'on pourrait opérer à cette période, si l'évacuation vésicale était très pénible, si l'on avait affaire à des malades urinant à chaque instant et avec effort; en un mot, s'il s'agissait de cette forme clinique douloureuse, qui est rare. Depuis que nous faisons la prostatectomie, en effet, nous ne l'avons pas observée, sauf peut-être chez un individu qui, étant en même temps atteint de paralysie agitante, nous a paru d'un diagnostic douteux.

2° *Le malade est arrivé à la deuxième période, période de rétention.* S'agit-il d'une rétention aiguë? Il ne faut pas opérer immédiatement, mais traiter par le cathétérisme aseptique et le malade peut guérir.

Un seul de nos malades (obs. II) a été opéré pour sa première rétention, mais c'était un sujet habitant la campagne, loin du médecin et porteur, en outre, d'une grosse prostate.

Plus tard, peut-être, si le malade fait abandon de sa génitalité et si nous pouvons sûrement éviter l'incontinence, pourrons-nous proposer l'opération d'une façon plus précoce, dès la première crise de rétention aiguë, comme on le fait de plus en plus, par exemple, pour les appendicites.

S'agit-il, au contraire, de rétention chronique, complète ou incomplète? C'est là la véritable indication : il faut opérer, mais après préparation.

3° *Le prostatique est à la troisième période, il a de la rétention avec distension.* Il faut opérer, mais après une préparation très minutieuse et seulement si le malade se relève. Nous n'avons jamais opéré un distendu, sans l'avoir soumis, au préalable, à un traitement de plusieurs semaines et quelquefois de plusieurs mois (obs. XIX). Ce qui revient à dire, en réalité, qu'il faut s'efforcer de ramener le distendu à la deuxième période; en d'autres termes, il faut améliorer sa vessie (cystite, etc.), améliorer ses fonctions rénales (polyurie), et améliorer ses fonctions digestives. On ne doit pas perdre de vue que, si l'on veut réussir, il faut savoir attendre, il faut « laisser passer les orages. »

4° *Doit-on opérer les cancéreux?* Nous en avons opéré trois, ainsi que nous l'avons vu. Or, chez ces malades, la prostatectomie a été difficile et incomplète, et les résultats peu encourageants. De plus, un est mort et les deux autres arrivent peu à peu à l'évolution ultime de leur maladie[1]. Nous pouvons donc en conclure que, dans cette forme d'hypertrophie, il faut s'abstenir, malheureusement, nous l'avons déjà dit (p. 192), le cancer prostatique, sous ses formes initiales et circonscrites, est rarement reconnu. Aussi est-il de toute nécessité d'étudier très attentivement son malade et, si l'on a le moindre doute, on différera l'opération et même on y renoncera.

II. INDICATIONS TIRÉES DE L'AGE

L'âge en lui-même a peu d'importance ; ce qu'il faut considérer avant tout, c'est l'état général du sujet. Tel individu de soixante-quinze ans a souvent une santé plus robuste qu'un autre de soixante-cinq ans seulement. La majorité de nos malades, ainsi que nous l'avons vu, avait soixante-dix ans et au-dessus ; l'un, avait dépassé soixante-dix-sept ans. L'âge avancé n'est donc pas une contre-indication. Toutefois, si l'on est en présence d'un homme très âgé, ayant quatre-vingts ans, par exemple, il vaudra peut-être mieux ne pas opérer, si le cathétérisme est facile. Mais, c'est là, en somme, une question d'impression et c'est au chirurgien à juger si son malade bénéficiera réellement de la prostatectomie.

Doit-on opérer les prostatiques jeunes, ceux qui ont, par exemple, de cinquante-cinq à soixante-cinq ans? Les deux questions à envisager ici sont la génitalité et

[1] Un de ces malades (obs. I) vient de mourir (février 1904), de cachexie progressive. Nous avons trouvé à l'autopsie de gros noyaux de généralisation au foie.

l'incontinence. On sait que la prostatectomie paraît supprimer non seulement l'éjaculation, mais aussi l'érection. Il est donc du devoir du chirurgien, en proposant l'intervention, d'avertir son malade de cet avenir. Et c'est au malade de choisir entre les ennuis de la sonde, mais avec conservation de la puissance génitale, et la possibilité du retour à une miction normale et facile. Nous ferons remarquer que nos malades jeunes n'ont jamais hésité entre les résultats de l'opération et les « restes d'une génitalité défaillante ». De même, on devra les prévenir de la possibilité de l'incontinence, en leur faisant remarquer toutefois qu'elle est rare et le plus souvent passagère.

III. INDICATIONS TIRÉES DE L'ÉTAT GÉNÉRAL ET DE L'ÉTAT LOCAL

Si l'état général est trop mauvais, il est sage de s'abstenir. Les malades qui ont de l'albuminurie abondante, avec œdèmes, et ceux qui ont des troubles digestifs trop accentués, de la fièvre, tous ceux en un mot qui ne se relèvent pas et les diabétiques ne doivent pas être opérés. Il en est de même lorsqu'il existe des lésions rénales graves, ou lorsque la cachexie urinaire est trop avancée. Toutefois, il faut retenir que très souvent le traitement préparatoire améliore considérablement l'état général. Beaucoup de malades qui, opérés de suite, seraient certainement morts, deviennent capables, à la suite de quelques semaines de soins spéciaux, de supporter très bien l'intervention. De légers troubles cardiaques, telles que des intermittences, si fréquentes chez les vieillards, n'empêchent point l'opération, s'ils ne sont pas trop accentués.

L'emphyséme pulmonaire n'est pas non plus une contre-indication absolue ; il faut seulement opérer en dehors des poussées aiguës.

Le volume de la prostate rend-il l'opération discutable ? Nous ne le croyons pas ; la glande peut être plus ou moins grosse, et l'opération sera par là même plus ou moins facile, mais, somme toute, nous ne voyons là aucune raison pour ne pas opérer. De même, si la prostate est très petite, ce n'est pas une raison suffisante pour ne pas intervenir. Le volume, en effet, n'a pas grande signification : tout dépend de la façon dont est placé l'obstacle et une prostate très petite peut parfaitement suffire à déterminer tous les accidents de prostatisme. Albarran n'a-t-il pas enlevé une prostate de 5 grammes, et cette extirpation n'a-t-elle pas été suivie d'un excellent résultat ? Donc, ne pas tenir compte du volume de la glande. Albarran [1] conseille de s'abstenir également lorsqu'il y a de la périprostatite intense.

Enfin, trois autres indications tirées de l'état local peuvent dicter la prostatectomie ; ce sont l'hématurie, l'infection vésicale et les calculs vésicaux. Le cathétérisme le mieux fait est toujours accompagné d'hémorragie chez certains malades, qu'il s'agisse là de poussées congestives ou de difficultés de cathétérismes, l'opération fait disparaître ces hémorragies ; il faut donc opérer. L'infection vésicale est aussi une indication car, nous l'avons vu, la prostatectomie fait disparaître le bas-fond vésical et permet un large drai-

1. Albarran, *Presse Médicale*, 24 mai 1902.

nage de la vessie. Enfin, grâce à la prostatectomie, on peut enlever les calculs accumulés dans le bas-fond et, en faisant disparaître ce bas-fond, elle empêche par là la récidive. Donc, en présence d'un prostatique calculeux, l'existence de ces calculs est une indication de plus à intervenir.

Mais jusqu'à maintenant au moins, M. Rafin n'a jamais pratiqué la prostatectomie uniquement comme opération de drainage, comme cela a été fait à l'aide de la cystostomie sus-pubienne. Si l'infection est générale, on s'expose à de graves accidents, et il n'y a pas lieu d'espérer que la prostatectomie combattra l'infection avec plus d'efficacité que le cathétérisme régulièrement pratiqué ou la sonde à demeure. Si elle est locale, c'est-à-dire vésicale, il en est autrement, et encore aura-t-on avantage, ainsi que nous l'avons fait couramment, à l'atténuer, sinon à la faire disparaître par l'emploi judicieux de la sonde. Nombreux sont nos opérés qui, arrivés à l'hôpital, avec un mauvais état général ou des urines infectées, ont vu leurs forces et leur appétit revenir, et leurs urines se clarifier avant l'opération. Celle-ci, pratiquée dans ces conditions, aura les plus grandes chances de succès.

CHAPITRE VI

TECHNIQUE OPÉRATOIRE

La technique que nous avons suivie rappelle dans ses grandes lignes la technique établie par Albarran[1], et par Proust[2]. Nous ferons connaître chemin faisant, les modifications que nous avons cru devoir apporter, notamment en ce qui concerne la question du drainage et de la restauration de l'urètre. Avant de passer à la description des différents temps opératoires, nous commencerons par dire quelques mots de l'instrumentation et de la préparation du malade.

§ I. — INSTRUMENTATION

Faut-il une instrumentation spéciale pour faire une prostatectomie périnéale ? Plusieurs chirurgiens, en particulier, Paul Delbet[3], Albarran[4], de Pezzer[5], Proust[6], ont proposé différents instruments et appa-

[1] Thèse de Petit.

[2] Proust : *Manuel de la prostatectomie périnéale*, 1903.

[3] P. Delbet, Prostatectomie périnéale technique et instrumentation (*Ann. des mal. des org. g. ur.* 1902).

[4] Albarran, Instruments pour la prostatectomie périnéale, (*Assoc. franç. d'urol* , 1902).

[5] De Pezzer, Instruments pour opération sur la prostate, (*Assoc. franç. d'urol.*, 1902).

[6] *Ibid.*

reils : porte-jambes, valves, pinces à capsule, pinces à extirpation, désenclaveur, etc. Pour nous, ne croyons pas que des instruments spéciaux soient nécessaires ; ceux que l'on trouve dans tout arsenal de chirurgie nous paraissent suffisants.

Pour maintenir, tout d'abord, les jambes du malade relevées, on se servira soit des béquilles employées en gynécologie, soit des porte-jambes, simple tige d'acier coudé, pouvant se fixer grâce à des étaux à douille à une table quelconque. On pourra utiliser, en effet, soit une table ordinaire, soit le lit de Treudelenburg, dont on aura enlevé le tablier.

Il faut encore les instruments communs à toute opération : bistouris, pinces hémostatiques, ciseaux droits et courbes, écarteurs, etc. Comme instruments plus spécialement utiles dans la prostatectomie nous citerons des pinces de Kocher ordinaires ou longues pour saisir la capsule, des pinces de Museux à quatre dents pour pratiquer l'extirpation des lobes, des pinces longues à griffe, des ciseaux longs, comme ceux employés dans les hystérectomies vaginales. On choisira, en outre, les valves usitées en gynécologie, en donnant la préférence aux valves un peu larges et concaves.

Un désenclaveur est-il nécessaire ? On peut répondre oui ; ce serait un instrument très précieux, mais un bon désenclaveur n'existe pas encore ; — tous ceux que l'on a proposés n'ayant pas fait leurs preuves nous nous en sommes passés. — Nous nous servions au début d'une sonde évacuatrice à courbure de Gély ; un aide était chargé de faire pression sur le manche de l'instrument incliné à 45 degrés environ sur l'abdomen ; dans cette position, la courbure de l'instrument venait appuyer contre la prostate et la faisait saillir d'une manière du reste très variable. Aussi, dans la suite, nous avons complètement renoncé à cette manœuvre, après avoir constaté que le meilleur désenclaveur était en somme l'index introduit dans la vessie. Celui-ci, en effet, accroche la prostate et la luxe au dehors. Un cathéter cannelé nous paraît également inutile et nuisible, car, dans un cas, il était nettement la cause d'une déchirure de l'urètre. Pour sectionner l'urètre, la sonde qu'on a introduite avant l'opération pour laver la vessie est bien suffisante pour repérer le canal et ne pas s'égarer de la ligne médiane.

Enfin, dans le cas où nous faisons du drainage périnéal, nous adaptons au drain un long tube de caoutchouc, qui vient plonger dans une cantine placée en dehors du lit. De cette façon, le malade n'est pas constamment mouillé ; on lui évite cette sensation si pénible de l'humidité et par là même la macération de son épiderme et les excoriations consécutives. En outre, ce long tube permet de faire des lavages, sans découvrir presque l'opéré, ce qui diminue les chances de refroidissement, déjà si grandes chez les opérés âgés. Enfin, le liquide s'écoulant dans un récipient, on peut se rendre compte nettement de sa nature, de la quantité de sang qu'il contient, etc.

§ 2. — PRÉPARATION DU MALADE

Nous n'envisageons pas ici les soins donnés au malade plus ou moins longtemps avant l'intervention, tels que cathétérismes réguliers, lavages quotidiens abondants, sonde à demeure, purgation, etc. Mais il s'agit uniquement de la préparation du malade immédiatement avant l'opération.

Avant de commencer l'anesthésie, on introduit une sonde dans la véssie et l'on fait un grand lavage à l'eau boriquée. Lorsque le liquide ressort clair, on termine par quelques seringues de nitrate d'argent à 1 pour 1000 ou d'hermophényl à 4 pour 1000 ou tout autre solution. On a soin d'en laisser 150 à 200 grammes dans la vessie. Ce liquide a pour avantage de distendre l'organe suffisamment pour que son exploration digitale en soit plus facile ; en outre, lorsque l'urètre prostatique est ouvert, ce liquide, en s'écoulant, a peu de chances d'infecter la plaie, puisque c'est un liquide antiseptique.

La sonde qui a servi au lavage sera laissée en place, pour servir de guide dans la recherche de l'urètre membraneux et dans l'incision de l'urètre prostatique.

A ce moment, et même pendant le lavage, on procède à l'anesthésie. Quel narcotique employer ? Dans presque tous les cas, nous avons employé le mélange de Billroth (éther, chloroforme, alcool), de préférence à l'éther. Plusieurs de nos malades, en effet, avaient des signes de bronchite et d'emphysème ; quelques-uns même avaient une dyspnée assez accusée. Or, l'éther, on le sait, provoque une irritation et une hypersécrétion bronchiques ; il en résulte une difficulté plus grande de la respiration avec cyanose, etc., chez des gens déjà dyspnéiques. Nous n'avons du reste jamais eu d'accident avec le mélange de Billroth ; une seule fois seulement, une légère alerte chez un vieillard très emphysémateux.

Très souvent nous avons eu recours, pendant l'intervention, à ce que notre maître M. le Dr Goullioud, appelle l'*anesthésie discontinue*, c'est-à-dire la suspension de l'anesthésie pendant une partie de l'intervention. Cette mamière d'administrer le narcotique a été signalée dans la thèse de notre collègue et ami le Dr Bertier[1] et a fait plus récemment le sujet d'une communication de M. le Dr Goullioud à la Société nationale de médecine. Le but de cette suspension de l'anesthésie est d'éviter aux malades une narcose trop prolongée.

Toute anesthésie, en effet, apporte avec elle des dangers, qui sont d'autant plus à redouter qu'il s'agit de vieillards, aux voies respiratoires en mauvais état. Moins ils absorbent de narcotique, plus on diminue chez eux la possibilité d'apparition des phénomènes bronchitiques et pulmonaires, stomacaux et autres, et plus on atténue chez eux le shock chirurgical. Voici comment nous procédons : l'anesthésie, au début, est faite complètement, pour permettre l'incision cutanée et les premiers temps opératoires. Puis, quand on en arrive à l'extirpation glandulaire proprement dite, on cesse l'anesthésie. La sensibilité de la glande étant très obtuse, le malade ne réagit pas, il reste dans une sorte de som-

[1] Maurice Bertier, *De l'entérectomie dans les tumeurs du cœcum* (thèse de Lyon, 1902).

[2] Dr Goullioud, *De l'anesthésie discontinue en chirurgie gastrique et intestinale.* Communication faite à la Société nationale de médecine de Lyon, le 8 juin 1903.

nolence, suffisante pour empêcher tout mouvement. Nous avons même noté dans un cas que le malade, complètement réveillé, causait avec l'externe chargé de l'anesthésie et ne paraissait nullement souffrir. Du reste, si l'opéré s'agite, se plaint, ou vomit, quelques gouttes suffisent pour le faire revenir au calme nécessaire. Enfin, le malade est rendormi pour les derniers temps de l'opération : tamponnement, suture, etc.

§ 3. — POSITION DU MALADE

Le lavage vésical est fait, le malade dort ; l'opération va commencer, mais dans quelle position placer le sujet ? Le but qu'il faut atteindre est d'abord une immobilisation complète et une inclinaison du bassin permettant à l'opérateur de bien voir la prostate, lorsque celle-ci aura été découverte. Le malade sera donc couché sur le dos, les jambes fixées par les béquilles ou, ce qui vaut mieux, par les porte-jambes de Proust. Si l'on opère sur une table ordinaire, un gros coussin de sable sera glissé sous le sacrum de manière à ce que le périnée regarde franchement en haut et en avant. Si l'on se sert du lit de Treudelenburg, on obtiendra le même résultat en le renversant plus ou moins. Quant à la position que Proust[1] appelle *sacro-verticale ou périnéale inversée,* elle nous paraît inutile.

§ 4. — TECHNIQUE OPÉRATOIRE PROPREMENT DITE

L'opération pourrait se résumer en deux mots : on

[1] Proust, *Manuel de la prostatectomie périnéale pour hypertrophie.*

fait, comme dit Albarran « une prostatectomie sous-capsulaire totale ou plutôt subtotale ». Pour arriver à ce résultat, sept temps sont nécessaires.

Premier temps : Incision des téguments. Découverte et isolement du bulbe. Section du raphé ano-bulbaire. — Plusieurs incisions ont été proposées : incision en Y renversé préconisée par Beaudet[1], incision prérectale avec seconde incision courbe antéro-postérieure de Robert Proust et Gosset[2], etc. Mais celle qui est la meilleure et en même temps la plus simple est celle dite de Zuckerkandl. Nous l'avons souvent désignée dans nos descriptions opératoires sous le nom « d'incision de Zuckerkandl ». C'est une incision allant d'un ischion à l'autre et légèrement convexe en avant ; elle passe ainsi à 2 centimètres environ en avant de l'anus ; c'est à peu de chose l'incision de la taille de Nélaton.

L'incision de la peau faite, on dissèque au bistouri ou aux ciseaux les tissus sous-cutanés. On arrive ainsi peu à peu à découvrir le bulbe ; il faut avoir soin de disséquer au ras de cet organe, pour bien l'isoler et ne pas s'égarer en arrière. Il peut se faire même que le bulbe soit blessé, donnant lieu alors à une petite hémorragie ; mais deux ou trois pinces laissées à demeure en ont vite raison. On poursuit l'isolement du bulbe le plus complètement possible. On aperçoit alors un tractus blanchâtre, résistant, rendu plus évident par une légère traction en arrière sur la lèvre postérieure

[1] Beaudet, *Gaz. hebd. de méd. et de chir.*, 6 août 1899.
[2] Gosset et R. Proust, *Ann. des mal. des org. gén. urin.*, 1900,

de l'incision : c'est le raphé ano-bulbaire. On le sectionne au ras du bulbe et celui-ci se laisse alors facilement reporter en haut. On procède ensuite à l'un des temps les plus importants de la prostatectomie : la découverte du muscle recto-urétral.

Deuxième temps : Découverte du muscle recto-urétral. — Le muscle recto-urétral est une petite formation musculaire jetée d'avant en arrière de l'urètre membraneux à la face antérieure du rectum, qu'il tire en avant et coude fortement ; c'est donc grâce à lui que le rectum est très oblique en avant. D'où cette conclusion importante, que le rectum ne pourra être décollé du bulbe que lorsque ce muscle recto-urétral aura été sectionné ; le rectum pourra alors être repoussé en arrière et le doigt pénétrer dans la zone inter-prostato-rectale. Il nous paraît utile d'insister un peu longuement sur cette formation musculaire,

Henle[1] l'appelle muscle prérectal : « C'est un muscle aplati, dit-il, atteignant à son bord postérieur une épaisseur de 2 à 3 millimètres. Son bord antérieur déborde un peu les bords latéraux du sommet de la prostate ; son bord postérieur répond au sommet de la dernière courbure, convexe en avant, du rectum. Les fibres longitudinales antérieures du rectum se terminent pour la plupart dans ce muscle ». Charpy[2] l'appelle raphé prérectal, et, dans le *Traité d'Anatomie* de Poirier,

[1] Heule, *Handbuch der systemat. Anat. der Menschen*. II, p. 531.

[2] Charpy, *Organes génito-urinaires*, 1890, Toulouse.

Jonnesco et Charpy [1] en donnent une description détaillée. Enfin, plus récemment Guinard et R. Proust [2] montrent l'importance de ce ligament recto-urétral dans la prostatectomie. Et quelques mois après, dans une communication à la Société anatomique, Gosset et Proust [3] sont revenus encore sur cette question et ont insisté sur l'importance du muscle recto-urétral dans les opérations par voie périnéale, en particulier dans la prostatectomie. C'est une lame musculaire, disent-ils, étendue entre l'urètre membraneux et la face antérieure du rectum ; « elle mesure 2 centimètres dans le sens antéro-postérieur; tranversalement, elle atteint de 7 à 10 millimètres et son épaisseur varie de 3 à 6 millimètres ».

Comment découvre-t-on ce muscle recto-urétral? Après section du raphé ano-bulbaire, on récline fortement en avant le bulbe soit avec un écarteur de Farabeuf, soit avec l'écarteur à deux branches de Proust. En même temps on exerce une traction en arrière sur le rectum et l'on aperçoit alors sur la ligne médiane quelques fibres de couleur grise, qui prennent naissance derrière le bulbe pour aller se perdre sur la face antérieure du rectum. De leur extrémité antérieure, se détachent deux arcardes semi-lunaires, ce sont les bords postérieurs des muscles transverses, superficiels et profonds, et, de chaque côté, on voit les fibres du releveur

[1] Jonnesco et Charpy, *Traité d'Anatomie humaine* de Poirier et Charpy

[2] Guinard et Proust, *Société anat.*, février 1902

[3] Gosset et Proust, Société anat., mai 1902, analyse in *Ann. des mal. des org. gén. urin.*, 15 mars 1903.

s'engager et disparaître sous ces arcades semi-lunaires. La formation musculaire médiane n'est autre que le muscle recto-urétral. Et maintenant commence le troisième temps de la prostatectomie.

Troisième temps : Décollement recto-prostatique. — Une fois que l'on a découvert le muscle recto-urétral, il faut le sectionner au ras de l'urètre. Si l'on faisait la section plus en arrière, on s'égarerait et alors on créerait un plan de clivage artificiel, dangereux, et, le rectum ne se laissant pas rétropulser, on pénètrerait d'emblée dans cet organe ; c'est ce qui nous est arrivé deux fois ainsi que nous l'avons noté ; il a suffi de refaire une incision plus près du bulbe pour qu'immédiatement on pénétrât dans la zone décollable. Aussitôt, en effet, que le muscle est sectionné, le rectum, n'étant plus retenu par ses fibres. se laisse très facilement repousser en arrière et l'espace décollable inter-prostato-rectal se trouve ouvert en même temps.

A ce moment, un index d'abord, puis les deux sont introduits dans la plaie et décollent facilement le rectum de la prostate. Ce décollement doit être conduit le plus haut possible. On voit donc quelle est l'importance de ce muscle recto-urétral.

Si on essaye de faire le décollement recto-prostatique avant de l'avoir découvert et sectionné, on s'égare fatalement et l'on pénètre dans le rectum, qui présente sa face antérieure très oblique aux doigts de l'opérateur. D'un autre côté, si après l'avoir découvert, on ne le sectionne pas au ras de l'urètre, on fait encore fausse route et le rectum peut être perforé. C'est donc avec raison que Gosset et Proust l'appellent *la clef de l'espace décollable*, de cet espace décollable décrit par Quénu et Hartmann[1]. Ajoutons enfin qu'il est utile, dans certains cas, pour plus de sûreté, d'introduire l'index revêtu d'un doigt de gant dans le rectum, pour vérifier l'état de cet organe et servir de guide pendant l'incision du muscle recto-urétral.

Avant de passer au quatrième temps, on met en place une valve, qui repousse, en arrière, la paroi rectale. A ce moment, la glande apparaît nettement, sous la forme d'une saillie plus ou moins volumineuse, bilobée.

Quatrième temps : Incision et décollement de la capsule. Incision de l'urètre. — C'est Nicoll[2] qui a montré le premier les avantages d'une extirpation sous-capsulaire de la glande. Pour notre part, nous avons toujours pratiqué cette décapsulation, non seulement comme le voulait Petit, pour avoir moins d'hémorragie, mais plutôt, pour pouvoir opérer sans danger, en somme, dans une zone bien limitée, et n'enlever que la prostate. Voici donc comment nous procédons. Si l'on a introduit une sonde métallique dans la vessie, on prie l'aide qui en est chargé d'exercer une assez forte pression, de manière que la courbure de la sonde, venant appuyer contre l'urètre prostatique, la prostate fasse saillie. Mais c'est là un résultat illusoire dans la majorité des cas ; aussi, n'avons-nous pas tardé à abandonner cette manœuvre. Nous nous contentons, ainsi que nous l'avons déjà dit, de laisser en place la sonde

[1] Quénu et Hartmann, *Chirurgie du rectum.*

[2] Nicoll, *The Lancet*, 4 avril 1894.

qui a servi au lavage du début. Sur cette sonde comme guide, on fait sur la ligne médiane une incision de 2 à 3 centimètres de longueur, en partant du bec de la prostate.

Une pince saisit la lèvre droite de l'incision et, suivant la technique d'Albarran, on amorce le décollement par un petit coup de ciseaux. Le décollement est continué, soit avec les ciseaux courbes tenus fermés et à plat, soit avec l'index. Quand la capsule est bien détachée sur le lobe droit, la même manœuvre est faite sur le lobe gauche. Le décollement se fait, en général, facilement ; quelquefois, cependant, il présente certaines difficultés, dans les cas où il y a périprostatite ancienne notamment ; on voit alors la capsule adhérer très fortement et se déchirer. Il est relativement fréquent de voir la décapsulisation se faire facilement d'un côté et très difficilement de l'autre. Mais il est extrêmement rare qu'elle ne puisse pas se faire du tout. Dans tous es cas, le point qui nous paraît le plus important, c'est que le décollement soit poussé le plus profondément possible. L'extirpation de la glande hypertrophiée en sera rendue plus facile et se fera sans danger.

Quand le décollement prostatique est terminé, on incise l'urètre au bistouri sur la ligne médiane et sur une longueur de 2 à 3 centimètres. Ici encore, c'est la sonde laissée dans le canal qui sert de guide. Peut-on se dispenser d'ouvrir l'urètre ? Nous ne le pensons pas. Certains chirurgiens, tels que Delagenière, Roux (de Brignoles), Paul Delbet[1] sont absolument opposés à

[1] Paul Delbet. Prostatectomie périnéale : technique et instrumentation, *Ann. des mal. des org. gén. urin*, octobre 1902.

cette manœuvre. Mais cette hémisection de l'urètre présente de tels avantages qu'il n'y a pas à hésiter ; il doit être très difficile, tout d'abord, de faire l'ablation de la prostate sans blesser le canal ; il est donc bien plus simple de l'ouvrir systématiquement. En outre, l'hémisection permet d'introduire le doigt dans la vessie pour l'explorer et extraire les calculs, pour abaisser la prostate, pour sentir et extirper toutes les saillies glandulaires endo-vésicales, etc. Enfin, l'ouverture de l'urètre permet, quand l'opération est terminée, un large drainage de la vessie.

Cinquième temps : Extirpation de la prostate. — Cette extirpation doit se faire d'une manière méthodique. On commence d'abord par le lobe droit, puis on continue par le lobe gauche et, enfin, on enlève en dernier lieu le lobe médian.

1° *Ablation du lobe droit.* — On amorce avec soin la séparation de l'urètre et de la glande ; à petits coups de ciseaux, on isole la paroi urétrale, on la sculpte en quelque sorte, en ayant soin de laisser à cette paroi une certaine épaisseur. Il vaut mieux laisser un peu de tissu prostatique que blesser l'urètre, car on est toujours à temps, à la fin de l'intervention, d'amincir aux ciseaux la paroi du canal. Des pinces à quatre dents sont appliquées sur le lobe et une traction légère facilite singulièrement le dégagement de l'urètre qui doit être poussé jusqu'à la vessie. A ce moment, le lobe est presque complètement isolé ; quelques coups de ciseaux le libèrent de ses adhérences avec les vésicules séminales et ce lobe est ainsi enlevé en un seul morceau.

2° *Extirpation du lobe gauche.*— La sonde qu'on avait laissée en place dans le canal est enlevée. L'opérateur introduit l'index gauche dans la brèche urétrale et, par ce moyen, il abaisse le lobe gauche. En se guidant sur ce doigt, il isole, comme tout à l'heure, la paroi urétrale pendant qu'un aide tire légèrement sur le lobe avec des pinces à traction. En avançant prudemment pour ne pas déchirer le canal, on arrive ainsi à extirper tout le lobe.

Telle est la conduite à tenir dans les cas simples : ablation de chaque lobe en un seul fragment. Mais, le plus souvent, il y a deux ou trois fragments. C'est là, du reste, une question actuellement pendante. Faut-il enlever la prostate en un seul bloc? Faut-il faire du morcellement, comme dans une hystérectomie vaginale? Albarran[1] s'est fait le champion du morcellement. « Il faut morceler la prostrate, dit Petit, d'une manière progressive et méthodique, il paraît plus sage de ménager l'urètre et la vessie que de réduire au minimum le nombre des fragments prostatiques extirpés. » La majorité des chirurgiens, au contraire, sont opposés à cette pratique et notamment Legueu, Proust[2], Bazy[3], Verhoogen[4]. En réalité, cette question du morcellement ou du non-morcellement est peu importante. L'extirpation en bloc permet de ménager la vessie et

[1] Albarran, *in* thèse Petit.

[2] Proust, *Manuel de la prostatectomie.*

[3] Bazy, Soc. de chir., 4 mars 1903 *(Ann. des mal. des org. gén. urinaires,* 15 sept. 1903).

[4] Verhoogen, *Annales de la Société belge de chirurgie*, fév.-mars, 1903.

l'urètre aussi bien qu'un morcellement méthodique, et il faut bien dire qu'en pratique on fait comme l'on peut : tantôt les lobes se laissent bien décoller et sont aisément extirpés en un ou deux fragments ; tantôt, au contraire, le tissu est friable et saigne facilement ; les pinces à traction déchirent la glande. Dans ces conditions, on fait du morcellement, on le comprend, malgré soi. Ce qu'on peut dire, c'est que le morcellement quand il s'impose n'a pas d'inconvénients, mais qu'il est inutile de l'élever à la hauteur d'une méthode. Comme le dit Proust, « ce qu'il faut par-dessus toute chose, c'est ménager les parois latérales de l'urètre. » Nous croyons qu'il faut dire surtout la paroi supérieure « paroi chirurgicale. »

3° *Extirpation du lobe médian.* — L'index est introduit de nouveau dans la vessie, il peut ne pas sentir de lobe médian proprement dit, car celui-ci a pu être enlevé avec les lobes latéraux ; d'autre fois, ce lobe existe, il faut alors le repousser en arrière avec le doigt et un coup de ciseaux rasant suffira pour en pratiquer l'extirpation. Dans d'autres cas, enfin, il s'agit de glandes sous-cervicales hypertrophiées; pour les enlever, le doigt explorateur va les accrocher dans la cavité vésicale, il les énuclée à travers la plaie urétrale et leur ablation est alors facile.

A ce moment, l'extirpation de la prostate hypertrophiée [peut être considérée comme terminée, mais avant de passer au temps suivant, il faut vérifier l'urètre; si les parois paraissent trop épaisses, il faut les amincir aux ciseaux; très souvent, en outre, il y a lieu d'appliquer la technique d'Albarran, la résection d'une portion de l'urètre Après l'ablation de la glande, en effet, le canal est très élargi; ces tissus exubérants pourraient être une cause plus tard de difficultés de la miction ou du cathétérisme : on réséquera donc, comme le conseille Albarran, une languette longitudinale sur chaque lèvre de la paroi urétrale. Enfin, on terminera par l'exploration de la vessie, on se rendra compte de la tonicité du col et de la présence de calculs. S'il y a des calculs, il faudra les enlever avec les pinces tenettes; dans les cas où ils seront volumineux, on les broiera avec le lithotriteur, ou bien on prolongera l'incision de l'urètre prostatique jusqu'au col de la vessie, qui pourra même être intéressé, de manière à permettre leur extraction facile. Un lavage de la vessie est utile à ce moment.

Sixième temps : Drainage cysto-périnéal et sonde à demeure. — Une sonde à béquille numéro 20 ou 22 est introduite dans la vessie par la verge et en même temps on met dans la vessie par la plaie périnéale un gros drain, muni d'un œil latéral. Telle est la ligne de conduite adoptée par M. Rafin depuis quelque temps, et cette méthode, par ses avantages, nous paraît être réellement la plus pratique. Dans nos quatre premières prostatectomies, en effet, nous nous étions contentés de faire du drainage périnéal; mais, après l'ablation du drain, nous avions toujours de grosses difficultés pour introduire une sonde ; il nous est même arrivé de ne pouvoir le faire qu'au bout de plusieurs jours. Dans ces conditions, nous avions renoncé au cysto-drainage périnéal, et nous le remplaçâmes par la sonde à demeure. Mais ici encore nous eûmes des ennuis : tantôt la sonde sortait et l'on avait des difficultés pour la remettre, tantôt elle était bouchée, soit par un caillot, soit par des incrustations phosphatiques. En un mot, la sonde à demeure nous parut insuffisante pour assurer le drainage de la vessie si nécessaire les premiers jours après l'intervention.

Aussi, pour remédier à tous ces inconvénients, nous avons combiné les deux modes de drainage : nous mettons un tube périnéal pour faire un large drainage et, en même temps, nous mettons la sonde à demeure, pour ne pas avoir les difficultés de l'introduction après l'ablation du drain. Nous avons employé cette méthode chez nos six derniers opérés, et nous n'avons qu'à nous en louer.

Le drainage se fait d'une manière parfaite et les lavages sont rendus plus faciles et plus efficaces. L'embout est introduit dans la sonde et le liquide ressort par le drain périnéal : il se forme là un courant continu et l'on peut faire passer ainsi plusieurs litres d'eau en peu de temps et sans que le malade se mouille.

Faut-il restaurer l'urètre après la mise en place du drain ou de la sonde, ou des deux à la fois ? Au début, M. Rafin attachait une certaine importance à la fermeture aussi complète que possible de la brèche urétrale. On appliquait donc quatre à cinq points de suture au catgut Repin. C'était, du reste, un temps toujours long et difficile ; car, malgré un abaissement assez considérable de la vessie et de l'urètre après l'ablation de la prostate, on travaillait, néanmoins, dans un champ opératoire très profond, dans une sorte de tunnel. L'aiguille la plus commode pour ces sutures était l'aiguille de Kürtz. Dans la suite, notre maître a acquis la conviction que la suture de l'urètre était illusoire et, par conséquent, absolument inutile. Aussi, actuellement, nous ne faisons jamais de suture de l'urètre ; on a, de ce fait, une économie de temps appréciable et nos malades guérissent aussi bien ; la plaie périnéale ne met pas plus de temps à se fermer et il ne persiste pas davantage de fistule périnéale.

Septième temps : Toilette de la plaie, Pansement. — Avant de retirer la valve rectale, on fait la toilette de la plaie, c'est-à-dire que l'on résèque les lambeaux de capsule que l'on aperçoit. Un lavage direct enlèvera tous les débris. Il est bon également de faire à ce moment un lavage vésical, pour voir si le drain et la sonde fonctionnent bien et pour évacuer les caillots amoncelés dans la vessie.

Le pansement à appliquer est très simple ; il consiste à introduire au fond de la plaie, dans la loge laissée vide par l'ablation de la prostate, des mèches de gaze simple ou iodoformée. Le tamponnement doit être un peu serré, s'il y a encore du suintement sanguin. On rétrécit la largeur de la plaie par deux points de suture au catgut chromique, à chaque extrémité de l'incision. Enfin, un peu de coton est placé et maintenu par un bandage en T.

Remarques. — 1° *Hémorragie :* D'une manière générale, l'hémorragie est assez considérable dans le cours de l'opération. Elle est surtout abondante dans les cas où la prostate est très friable et où la capsule est épaisse et se laisse mal décoller. Mais nous n'avons pas remarqué, ainsi que nous l'avons dit plus haut (p. 177), qu'elle fût plus importante chez les calculeux.

Cette hémorragie est assez difficile à arrêter pendant l'intervention; nous ne parlons pas des artères ou veines qui donnent pendant les premiers temps opératoires; celles-là, on les voit, et il est facile de les pincer et de les lier. Mais il s'agit de cette hémorragie en nappe, qui survient pendant et après l'extirpation. On ne voit rien saigner le plus souvent. Aussi faut-il se contenter de terminer l'ablation de la glande le plus rapidement possible ; lorsque l'extirpation est faite, en effet, l'hémorragie devient bien moins abondante. Si, après la mise en place du drain, on voit encore un écoulement sanguin, il faut tamponner un peu fortement la plaie, en ayant soin d'introduire une mèche de chaque côté de l'urètre et une autre en avant de celui-ci. Il nous est même arrivé, dans un cas, de tamponner avec trois éponges, placées comme les mèches (obs. VII). On pourra également, pour assurer l'hémostase d'une manière encore plus certaine, imbiber les mèches d'une solution de ferripyrine. Il faut savoir cependant que la ferripyrine semble produire du sphacèle des tissus, et, dans un cas, où nous avons eu une perforation secondaire du rectum, celle-ci nous a paru devoir être attribuée à l'action de la ferripyrine sur une paroi amincie.

2° *Incidents opératoires :* On s'est égaré ; le doigt a pénétré non pas dans l'espace décollable, mais dans le rectum. Que convient-il de faire ? La perforation doit être restaurée de suite ; pour cela, il faudra faire trois plans de suture au catgut chromique : un plan muco-muqueux et deux plans musculo-musculaires. Deux fois cet accident nous est arrivé ; dans un cas (obs. XV), la suture a très bien tenu et la guérison a été parfaite ; il est vrai que, dans ce fait, on avait pu abaisser et suturer sur la ligne de suture rectale la capsule prostatique décollée, qui constituait ainsi un bon capitonnage. Dans l'autre cas, il a persisté et il persiste encore une fistule recto-urétrale (obs. XVI).

La vessie peut être blessée pendant l'extirpation des lobes hypertrophiés, comme cela paraît nous être arrivé une fois ; il faut alors faire une suture vésicale ; c'est là une manœuvre difficile, à cause de la profondeur. Aussi, chez notre malade, la restauration n'a pu être faite d'une manière complète et cependant notre opéré a très bien guéri.

Signalons enfin que, dans un cas (obs. XXI), il nous a semblé que le cul-de-sac péritonéal avait été ouvert. Nous avons simplement appliqué deux pinces hémostatiques, que nous avons laissées en place pendant deux jours. Cette pratique nous paraît recommandable, si le cas se présente, car notre malade ne manifesta aucun symptôme inquiétant à la suite de cette perforation du Douglas.

CHAPITRE VIII

SOINS CONSÉCUTIFS

Les soins consécutifs nous paraissent présenter une telle importance que nous avons cru devoir leur consacrer un chapitre spécial. Nous allons donc envisager les soins que nécessitent ces malades immédiatement après leur opération, mais ce qu'il faut bien mettre en évidence, c'est que ces opérés ne doivent pas être perdus de vue après leur sortie de l'hôpital. Beaucoup d'entre eux, en effet, ont encore besoin de lavages et il est nécessaire de se rendre compte de temps en temps de leur état général et de l'état de leurs reins. En d'autres termes, il y a des soins immédiats à donner anx prostatectomisés et des soins tardifs.

§ 1. — SOINS IMMEDIATS

L'opération, en général, ne détermine pas de schock; les malades se réveillent rapidement et ne vomissent pas; mais ils sont habituellement très affaiblis par une intervention qui a été longue et a déterminé une hémorragie assez abondante. Aussi, dès que l'opéré est transporté dans son lit, il faut s'occuper de le remonter : pour cela, on lui injectera immédiatement un litre de sérum artificiel et on fera, si c'est nécessaire, une ou plusieurs piqûres d'éther. Dans le courant de la journée, on injectera encore un litre ou un litre et demi de sérum.

Il faut s'assurer du bon fonctionnement de la sonde et du drain. Si rien ne s'écoule, cela peut être dû à ce qu'un caillot obture la lumière de la sonde ou du drain. Dans ce cas, on fera un lavage ; si celui-ci ne suffit pas, on sera autorisé à faire de l'aspiration. Quoi qu'il en soit, on pratique deux fois par jour un lavage de la vessie à l'eau boriquée et nous avons déjà dit combien ce lavage était rendu facile et efficace par la combinaison du drainage périnéal et du drainage urétral.

Il est absolument inutile de constiper le malade ; il y a tout intérêt au contraire à le faire aller à la selle le plus tôt possible, le troisième jour habituellement. Ces opérés âgés et infectés supportent mal une constipation prolongée. Aussi faut-il les surveiller très attentivement à ce point de vue ; il ne suffit pas de leur donner des purgatifs, on doit encore s'assurer par le toucher rectal que ces purgatifs sont efficaces. Si l'on constate qu'il y a de l'encombrement du rectum, il ne faut pas hésiter, on fera un curage du rectum soit avec le doigt, soit avec la cuillère et l'on terminera par un grand lavement.

Les mèches sont enlevées le deuxième ou le troisième jour et remplacées par d'autres, que l'on serre moins. A partir de ce moment, un pansement sera fait tous les jours.

Le drain périnéal est retiré du troisième au cinquième jour et la sonde restera en place de quinze à vingt jours. Cependant on sera autorisé à l'enlever avant, si elle se bouche, si elle est mal supportée (urétrite, hémorragie, fièvre, etc.) ou si la plaie périnéale devient complètement étanche, indiquant par là que la cicatrisation de l'urètre est terminée. Quant à la plaie périnéale, elle sera lavée tous les jours ; on la touchera de temps en temps au nitrate d'argent ou à la teinture d'iode. Il est bien entendu, enfin, que les lavages de la vessie seront faits deux fois par jour.

Il n'y a rien de particulier à noter sur le régime du malade ; l'opéré reprend dès les premiers jours son alimentation habituelle. On le fera lever dès que la sonde aura été retirée. Toutefois, rien n'empêche de le faire lever plus tôt, s'il a des escarres du décubitus ou si l'on craint quelque complication pulmonaire.

§ 2. — SOINS TARDIFS

La sonde urétrale a été enlevée ; le malade urine spontanément ; la plaie périnéale est cicatrisée. L'opéré quitte l'hôpital et reprend ses occupations journalières. Mais faut-il ne plus s'inquiéter de lui ? Non ; il est au contraire très important de ne pas le perdre de vue. Tant que ses urines ne sont pas claires, on devra le sonder et faire des lavages une fois ou deux par semaine au début, puis tous les quinze jours, s'il y a amélioration. Les lavages se feront comme d'habitude à l'eau boriquée, mais il sera bon de les terminer par du nitrate d'argent à 1 pour 1000. En outre, comme nous l'avons déjà dit, la vessie ne se vide pas toujours complètement aussitôt après l'ablation de la sonde ; ce n'est souvent que peu à peu et au bout de plusieurs mois qu'elle arrive à recouvrer son parfait fonctionnement. Les cathétérismes et les lavages réguliers sont indispensables pour arriver à ce résultat.

Enfin, certains malades présentent quelquefois des difficultés pour uriner ; leur jet est sans force. C'est alors qu'il faut calibrer leur canal par le passage fréquent des bougies Béniqué. Quelques opérateurs introduisent des Béniqué systématiquement chez tous leurs opérés. Ceci nous a paru inutile et nous ne l'avons fait que dans des cas très rares, où il y avait indication indiscutable.

On voit donc combien il est important de revoir ses malades et combien il est intéressant de les suivre. On les voit s'acheminer peu à peu vers la guérison complète et définitive : disparition des résidus, facilité des mictions, relèvement de l'état général, etc.

CONCLUSIONS

I. La prostatectomie périnéale pour hypertrophie simple de la prostate est une opération rationnelle.

II. Elle supprime dans la majorité des cas le résidu vésical et permet aux malades, d'une façon presque constante, de ne plus faire usage de la sonde.

III. En même temps, on observe l'amélioration de la qualité des urines, grâce au drainage efficace qu'elle rend possible, et le relèvement de l'état général.

IV. La gravité de la prostatectomie périnéale est très faible, mais il importe de faire précéder l'opération d'un traitement préparatoire. Celui-ci aura pour but la désinfection des urines par le cathétérisme régulièrement pratiqué, et l'évacuation progressive chez les distendus. Sous cette influence, l'état local et l'état général s'amélioreront et le malade se trouvera dans de meilleures conditions opératoires.

V. Pour se mettre à l'abri des échecs, on évitera de pratiquer la prostatectomie périnéale comme opération d'urgence.

VI. L'indication de la prostatectomie réside dans la rétention vésicale. Il s'ensuit qu'elle est indiquée dans la deuxième et la troisième période du prostatisme, et que ce n'est qu'exceptionnellement qu'elle pourra être discutée dans la première période.

VII. La présence d'un calcul vésical chez un prostatique rétentionniste constitue une indication à la prostatectomie, bien que, dans certains cas, la lithotritie puisse encore trouver ses indications.

VIII. En dehors des contre-indications absolues qui résultent de la constatation d'une diathèse, telle que le diabète, le chirurgien devra, avant de proposer l'opération, tenir compte de l'examen du malade, au point de vue des principaux organes : cœur, poumons, reins, et, d'une façon générale, de sa résistance plus ou moins modifiée par la sénilité, la longue durée de l'affection urinaire ou toute autre affection intercurrente.

IX. En tout état de cause, il sera bon d'exposer au malade la situation au point de vue de la suppression de la génitalité et de la possibilité de l'incontinence tout au moins passagère. C'est à lui de choisir entre la sonde et la prostatectomie.

X. On devra s'efforcer de dépister, à ses débuts, les formes malignes d'hypertrophie de la prostate, pour éviter de les soumettre à la prostatectomie, au moins telle qu'elle se pratique pour combattre la dysurie prostatique.

XI. En ce qui concerne le procédé opératoire, la voie périnéale remplit toutes les conditions nécessaires au point de vue de la facilité de l'accès, de la technique, du drainage et des résultats cliniques.

INDEX BIBLIOGRAPHIQUE

1900 ADENOT, Tumeur maligne de la prostate. Prostatectomie périnéale *(Lyon médical*, 1900, XCIV, 237-239).

1901 — Trois observations de prostatectomie (Rapport de M. Tuffier) *(Bullet. et Mém. Soc. de chir. de Paris*, 1901, XXVII, 959-965).

1902 — Contribution à l'étude du traitement chirurgical de l'hypertrophie de la prostate ; trois cas de prostatectomie *(Arch. prov. de chir.*, Paris, 1902, X, 65-95, 5 fig. ; Paris, *J. B. S.* 1902, 8° 32 p. 5 fig.).

1903 — Prostatectomie périnéale (Discussion) *(Lyon méd.*, C, 606).

1902 AHERN, Traitement radical de l'hypertrophie de la prostate *(Rev. méd. Montréal*, 1902, VI, 271-273 ; 287-290).

1901 ALBARRAN, Sure la prostatectomie (Discussion) *(Bull. et mém. Soc. chir. de Paris*, 1901, XXVII, 972-975, 976-977, 978).

1902 — Cure radicale de l'hypertrophie de la prostate ; indications de la prostatectomie *(Presse méd. Paris*, 1902, I, 495-497 ; *Escuela de M.*, Mexico, 1902, XVII, 505-508 ; *Siglo méd.*, Madrid, 1902, XLIX, 580-582 ; 595-596).

1902 — De la prostatectomie périnéale (Discussion) *(Bull. et mém. Soc. de chir. de Paris*, 1902, XXVIII, 960-965).

1903 — Sur la prostatectomie périnéale. Résultats éloignés

(*Assoc. franç. d'urol.*, procès-verbal 1902, Paris, 1903, 8°, 438-460).

1903 ALBARRAN, *De la prostatectomie périnéale* (Assoc. franç. d'urol., session de 1903, Paris).

1896 ALEXANDER, The radical treatment of prostatic enlargement by prostatectomy (*Med. Rec. N.-Y.*, 1896, II, 841-846 ; *Tr. N.-Y. Med. Ass.*, 1896, XIII, 159-176, 3 planches).

1896 — Prostatectomy (*N.-Y. M. J.*, 1896, LXIII, 171-173 ; Tr. Alummi, *Bellevue-Hosp. N.-Y.*, 1896, 37-42).

1898 — Prostatectomy and protatotomy, suprapubic and perineal (*Med. Soc. of the state N.-Y.*, 1898).

1901 AMELUNG (Robst), *Ueber die Œprationen bei Prostatahypertrophie* (Inaug. Dissert., Marburg, 1901, sept.-oct.)

1902 ANDERSON (Winslow), Prostatectomy (*Pacific M. J.*, San Franc., 1902, XLV, 641-645).

1902 ANDREWS (E.-Wyllys), Infrapubic section for prostatectomy (*J. Ann. M. Ass.*, Chicago, 1902, XXIX, 955-959, 7 fig.) .

1892-1893 ARMSTRONG (G.-E.), Prostatectomy (*Montréal M. J.*, 1892-1893, XXI, 641-646).

1903 — Treatment of enlarged prostate (*Ann. J. S. a. Gyn.*, Saint-Louis, 1903, XVI, 114-115).

1902 AUDRY (Ch.), De la prostatectomie périnéale chez les cystostomisés (*Arch. prov. de chir.*, Paris, 1902, XI, 351-355).

1893 BARLING (G.), Prostatectomy performed twice on the same patient, the second time with complete success. (*Lancet*, London, 1893, I, 1385).

1899 BAUDET, Ablation d'une prostate hypertrophiée par la voie périnéale (*Gaz. hebd. de méd. et de chir. de Paris*, 1899, 6 août, XLVI, 745-749).

1902 BAZET, Intravesical prostatic levator for perineal prostatectomy (*Occidental M. Times*, San Franc., 1902, XVI, 212-215, 1 fig.).

1901 BAZY, Sur la prostatectomie (Discussion) *(Bull. et mém. Soc. de chir. de Paris,* 1901, 30 octobre, XXVII, 975-976, 977).

1902 — Prostate hypertrophiée enlevée par voie périnéale et calculs vésicaux *(Bull. et mém. Soc. de chir. de Paris,* 1902, XXVIII, 715-716).

— — Prostate enlevée par voie périnéale et calcul vésical *(Bull. et mém. Soc. de chir. de Paris,* XXVIII, 852-853).

— — Prostatectomie périnéale subtotale (hémisection et ouverture urétrale) (Discussion) *(Bull. et mém. Soc. de chir. de Paris,* 1902, XXVIII, 930).

1903 — A propos de la prostatectomie *(Bull. et mém. Soc. de chir. de Paris,* 1903, XIX, 277).

1903 BEACH, Enlarged third lobe of prostate gland ; chronic retention ; suprapubic exploration removal of third lob and three calculi *(Boston M. A. S.-J.,* 1903, CXLVIII, 312).

1902 BERNAYS, Myomectomy and partial prostatectomy as a method of treatment of enlarged prostate : a pathological study of the object *(Ann. J. dermat. a. genito-urin. Dis.,* Saint-Louis, 1902, VI, 101-108).

1902 BORIES, Conduite à tenir dans les hématuries vésicales des prostatiques (Discussion *(Ass .fr. pour l'avancement des sciences,* 1901, Montauban, C.-R., 8°, Paris, 1902, 279).

— — Le traitement de l'hypertrophie de la prostate par la prostatectomie périnéale (Discussion) *(Ass. fr. pour l'avancement des sciences,* 1901, Montauban, C.-R. ; Paris, 1902, 282).

1902 BOUCHET (Paul) et WAGON, Cancer de la prostate *(Bull. et mém. Soc. de chir. de Paris,* 1902, 6 s., IV, 994-995).

1893 BRIDDON, Prostatectomy by suprapubic incision *(Ann. Surg.,* Philad., 1893, XVII, 64).

1888-1889 Browne, A case of suprapubic prostatectomy *(Tr. Clin. Soc.*, Londres, 1888-1889, XXII, 274-277).

1889 — Suprapubic prostatectomy *(Lancet*, Lond., 1889, I, 987).

1893 — Suprapubic prostatectomy *(Lancet*, Lond., 1893, I, 527-529).

1901 — Total extirpation of the prostate for radical cure of enlargement of that organ. *(Brit. M.-J.*, Lond., 1901, II, 434).

1895 Bryson, Prostatectomie sus-pubienne *(N.-Y. M. J.*, 1895, juillet, 27, 117).

1902 — Prostatectomy : presentation of six operated cases, with remarks upon the technic of the operation *(Saint-Louis M. Rev.*, 1902, XLV, 127-132).

1893 Buckston-Browne, De l'hypertrophie de la prostate et de la prostatectomie sus-pubienne *(Sem. méd.*, 1893, 22 mars, n° 17).

1887-1888 Bull, Bladder from case of prostatectomy and suprapubic lithotomy *(Trans. Path. Soc.*, Londres, 1887-1888, XXXIX, 1893).

1902 Cernezzi (Alda), Per la storia della prostatectomia perineale *(Gazz. Med. lomb.*, Milano, 1902, LXI, 401-403).

1897-1898 — Chown, Notes on three cases of prostatectomy *(Manitoba a. W. Canada Lancet*, Winnipeg, 1897-1898, V, 161).

1900 Clarke, Prostatectomy in two stages, with an account of seven cases *(Brit. M. J.*, London, 1900, II, 1182-1184, 6 fig.).

1901 — Total extirpation of the prostate for radical cure of enlargement of that organ. *(Brit. M. J.*, Lond., 1901, II, 502).

1901 Clinton, [Prostatectomy] *in* Prostatic hypertrophy *(Buffalo M. J.*, 1901, n. s., XLI, 12-17).

1898 Craig, Notes on a case of prostatectomy *(Australian M. Gaz.*, Sydney, 1898, XVII, 237).

1903 Crighton, Hypertrophis prostate and its treatment (*Hahneman. Monthly*, Philad., 1903, XXVIII, 89-98).

1902 Deaver, Perineal prostatectomy (*Philad. M. J.*, 1902, IX, 706-713, 10 pl.).

1901 Delbet (Pierre), Prostatectomie périnéale (*Ass. fr. pour l'avancement des sciences*, 1901, Montauban, C. R., 8°, Paris, 1902, 280).

1902 — Pièce provenant d'une prostatectomie périnéale (*Bull. et mém. Soc. anat. de Paris*, 1902, 6 s., IV, 716-717).

— — Le traitement de l'hypertrophie de la prostate par la prostatectomie périnéale (Discussion) (*Ass. fr. pour l'avancement des sciences*, 1901, Montauban, C. R., 8°, Paris, 282).

1903 — Prostatectomie (*Bull. et mém. de la Soc. de chir. de Paris*, 1903, n. s., XXIX, 251, 258-261).

1902 Delbet (Paul), Prostatectomie périnéale ; technique et instrumentation (*Ann. des mal. des org. gén.-urin.*, Paris, 1902, XX, 1193-1216).

1903 — Instruments pour la prostatectomie périnéale (*Ass. fr .d'urol.*, procès-verbal 1902, Paris, 1903, 8°, 670-674, 7 fig.).

1895 Desnos, Indications de la résection de la prostate chez les prostatiques (*IXe Congrès de chir.*, Paris, 1895, 571).

1897 — Valeur de la prostatectomie dans l'hypertrophie de la prostate (*Congrès de Moscou*, 1897, août, 19-26).

1900 — Indications de la prostatectomie (*XIIIe Congrès intern. de méd.*, section de chirurgie urinaire, 1900, Paris, Comptes rendus, 1901, 253-258).

1901 — [Prostatectomie] *in* Intervention précoce chez les prostatiques (*Bull. et mém. Soc. méd.-chir. de Paris*, 1901, n° 1, 79-90).

1902 — Conduite à tenir dans les hémorragies vésicales des prostatiques (Discussion) (*Ass. fr. pour l'avance-*

ment des sciences, 1901, Montauban, Compte rendu 8°, Paris, 1902, 279).

1902 DESNOS, Le traitement de l'hypertrophie de la prostate par la prostatectomie périnéale (*Ass. fr. pour l'avancement des sciences*, 1901, Montauban, C. R., 8°, Paris, 1902, 281).

1903 — Prostatectomie périnéale (*Ass. fr. d'urologie*, session de 1903, Paris).

1890 DITTEL, Prostatectomia lateralis (*Wien. Klin. Woch.*, 1890, III, 339, 364).

— — Ueber prostatectomia lateralis (*Wien. Med. Woch.*, 1890, XL, 707-709).

1903 DORTS, Sur six cas de prostatectomie périnéale intracapsulaire (*Ass. fr. d'urologie*, procès-verbal 1902, Paris, 1903, 8°, 428-434).

— — Prostatectomie périnéale (*Ass. fr. d'urologie*, Paris, session de 1903).

1889-1890 DRAKE-BROCKMAN, Case of suprapubic prostatectomy (M. Gill's operation), for enlarged prostate (*Tr. South. Indian Branch. Brit. M. Ass.*, Madras, 1889-1890, III, 229-231).

1903 DURAND, Prostatectomie pour hypertrophie de la prostate (*Soc. de chir. de Lyon*, avril 1903).

1885 EDWARDS, Prostatectomy (Mercier's operation) for complete obstruction to micturition (*Lancet*, Lond., 1885, II, 57).

1903 ELSWORTH, Total extirpation of the prostate : Freyer's operation (*Brit. M. J., Lond,*. 1903, I, 124-125, 2 fig.)

1903 ESCAT, Prostatectomie périnéale (*Ass. fr. d'urolgie*, procès-verbal 1902, Paris, 1903, 8°, 398-414).

1903 FAŸSSE, Prostatectomie périnéale (*Lyon méd.*, 1903, C, 602-604).

1902 FERGUSSON, Median perineal prostatectomy : total removal of the prostatic gland. Six cases (*J. Ann. M. Ass.*, Chicago, 1902, XXXVIII, 501-507, 3 fig.).

1900 FREYER, A new method of performing perineal prostatectomy *(Indian M. Rec.*, Calcutta, 1900, XVIII, 420-421 ; *Brit. M. J.*, Lond., 1900, I, 698-699 ; *N.-Y. Lancet*, 1900, XXI, 187-189).

1901 FREYER, On total extirpation of the prostate for radical cure of the enlargement of that organ, with four successfull cases *(Brit. M. J.*, London, 1901, II, 125-129, 4 fig.).

— — Total extirpation of the prostate for radical cure of enlargement of that organ. *(Brit. M. J.*, Lond., 1901, II, 433-434, 627-628).

1902 — On a further series of cases of total extirpation of the prostate for radical cure of enlargement of that organ. *(Brit. M. J.*, Lond., 1902, I, 249-254, 5 fig.).

— — On a third series of cases of total extirpation of the prostate for radical cure of enlargement of that organ. *(Brit. M. J.*, Lond., II, 245-248, 4 fig.).

1903 FRISCH, BIDLOT, RENARD-DETHY et VERHOOGEN, *Les maladies de la prostate*, traduit de l'allemand par Bidlot et Renard-Dethy, avec une préface de Verhoogen, Paris, J. Rousset, 8°, II, 212 p.

1895 FULLER, Six successfull and successive cases of prostatectomy *(J. cutan. a. genito-urinary Diss.*, N.-Y., 1895, XIII, 229-239).

1901 FULLER, Total extirpation of the prostate for radical cure enlargement of that organ. *(Brit. M. J.*, Lond., 1901, II, 501).

— — A new operative method for exposing the seminal vesicles and prostate for extirpation. — A reply *(J. Ann. M. Ass.*, Chicago, 1901, XXXVII, 40°; Communication à l'Académie de médecine de Californie).

1902 GOODFELLOW, Perineal prostatectomy *(Occidental M. Times*, San Franc., 1902, XVI, 255-257).

1900 GOSSET et PROUST, De la prostatectomie périnéale *(Ann.*

des mal. des org. gén.-urin., Paris, 1900, XVIII, 35-48, 3 fig.).

1903 GOSSET et PROUST, Remarques sur trois observations de prostatectomie (*Ass. fr. d'urol.*, procès-verbal 1902, Paris, 1903, 8°, 362-371).

1902 GUINARD et PROUST, Prostate hypertrophiée enlevée par prostatectomie périnéale (*Bull. et mém. Soc. anat. de Paris*, 1902, 6 s., IV, 211-214, 2 fig.).

1901 GUITERAS (Prostatectomie), *in* Operative treatment for prostate hypertrophy (*Phil. M. J.*, 1901, VII, 779-784, 1 fig.).

1902 — A prostatectomy forceps (*N.-Y. M. J.*, 1902, LXXV, 543-545, 2 fig.).

1903 — The Technic of prostatectomy (*N.-Y. M. J.*).

1896-1897 HALLIDAY, Enlarged prostate removed by suprapubic prostatectomy (*Montréal M. J.*, 1896-1897, XXV, 722).

1902 HARTMANN, Résultat éloigné de la prostatectomie périnéale (*Bull. et mém. Soc. de chir. de Paris*, 1902, XXVIII, 898).

1897 HATCHKISS, Report of two successful cases of prostatectomy (*N.-Y. M. J.*, 1897, LXV, 10).

1900 HOWKES, A case of suprapubic and subunicous prostatomy (*Post-Graduate*, N.-Y., 1900, XV, 168-172, 4 fig.).

1903 HÉRESCO, Sur la prostatectomie (*Ass. fr. d'urol.*, session de 1903, Paris).

1898 HINDER, Four cases of prostatectomy (*Australas M. Gaz.*, Sydney, 1898, XVII, 234-237).

1892 HUTCHINSON, Prostatectomy for blader obstruction (*Arch. Surg.*, Lond., 1892-1893, IV, 348).

1900 JABOULAY, Nouvelle observation d'ablation de la prostate hypertrophiée par la voie trans-ano-rectale médiane (*Lyon méd.*, 1900, XCV, 145-147).

1893 JULLIEN, Cystostomie et prostatectomie sus-pubienne

(Ass. fr. de chirurgie, Paris, procès-verbal, 1893, VII, 381-383).

1903 KANNERER, Erfahrungen mit perinealer Prostatectomie *(N.-Y. med. Monatschr.*, 1903, XV, 9-23).

1903 KAPSAMMER, Ein Beitrag zür Klinich der Prostatatumoren *(Wien. klin. Woch.*, 1903, n° 5).

1901 KENNAN, Total extirpation of the prostate, for radical cur of enlargement of that organ. *(Brit. M. J.*, Lond., 1901, II, 501-502).

1892 KEYES, An efficient Method of controlling haemarrhage after suprapubic prostatectomy *(Tr. N.-Y. Acad. Wied* (1892), 1893, 21, IX, 124-131).

1897 KOTCHKISS, Report of two successful cases of prostatectomy *(N.-York. M. J.*, 1897, LXV, 10-12).

1894 LAGOUTTE, De la prostatotomie, de la prostatectomie et de la cystostomie sus-pubienne (opération de Poncet) *(Gaz. hebd. de méd. et de chir. de Paris*, 1894, XLI, 134-140).

1889 LANE, Prostatectomie par la voie hypogastrique *(Lancet*, Lond., 27 avril 1889).

1903 LE FUR, Sur deux cas de prostatectomie totale par la voie périnéale *(Ass. fr. d'urol.*, procès-verbal 1902, Paris, 1903, 8°, 387-398).

1902 LEGNEU, De la prostatectomie périnéale *(Bull. et mém. Soc. de chir. de Paris*, 1902, XXVIII, 954-960).

— — Taille périnéale et prostatectomie *(Ann. des mal. des org. gén.-urin.*, Paris, 1902, XX, 897-912, 2 fig.).

— — Prostatectomie périnéale *(Ass. fr. d'urol.*, procès-verbal 1902, Paris, 1903, 8°, 350-359).

1882 LEISRINK, Ablation totale, par le périnée, de la prostate, pour tumeur de cet organe *(Arch. f. klin. Chir.* 1882, 578).

1903 LEWIS et DREYSEL, *Eine Discussion über die operative Behandlung der Prostatahypertrophie.* Uebersetzt von Dr. M. Dreysel (Leipzig, G. Thieme, 1903, 8°, 18 s., 15 fig.).

1896 LITTLEWOOD, Case of suprapubic prostatectomy (Mc Gill's operation), illustrating a method of arrest of haemorrhage by packing the bladder with a roll of gauze *(Lancet*, Lond., 1896, I, 29).

1903 LLOYD, On removal of the prostate by the perineal route *(Birmingh., M. Rev.*, 1903, n. s., I, I, 89-99).

1901 LOUMEAU, Sur un cas de prostatectomie sus-pubienne *(Ann. de la polyclin. de Bordeaux*, 1901, XIII, 57-64).

1902 — Nouveau cas d'hypertrophie de la prostate guéri par la prostatectomie périnéale *(Gaz. hebd. des sc. méd. de Bordeaux*, 1902, XXIII, 499-501).

— — Hypertrophie de la prostate et prostatectomie périnéale *(Ass. fr. d'urol.*, procès-verbal 1902, Paris, 1903, 8°, 414-428).

1903 — Contribution à l'étude de la prostatectomie périnéale dans le traitement de l'hypertrophie prostatique *(Ass. fr. d'urol.*, session de 1903, Paris).

1894 LYDSTON, Prostatectomy *(Internat. Clin.*, Philad., 1894, H. S., I, 251-256).

1903 — Prostatectomy, its indications and technique (Abst.) *(Chicago M. Recorder*, 1903, XXIV, 116-120).

1887 MAC GILL, Suprapubic drainage of the bladder for enlarged prostate, prostatectomy by the suprapubic incision *(Lancet*, Lond., 1887, II, 1016).

— — Suprapubic prostatectomy *(Brit. M. J., Lond.*, 1887, II, 1104).

1888 — On suprapubic prostatectomy with three cases in which the operation was successfully performed for chronic prostatic hypertrophy *(Tr. Clin. Soc.*, Lond,. 1888, XXI, 52-57).

1898 MAC KINNAN, Suprapubic prostatectomy *(Canada Tract.*, Toronto, 1898, XXIII, 590-597).

1901 — Total extirpation of the prostate for radical cure of enlargement of that organ*(Brit. M. J.*, Lond., 1901, II, 628-629).

1901 Mac Laren, Total extirpation of the prostate for radical cure of enlargement of that organ *(Brit. M. J.*, Lond.,.1901, II, 435).

1903 Martin, Treatment of prostatic hypertrophy *(Therap. Gaz. Detroit*, 1903, 3 s., XIX, 73-78, 160-163).

1902 Mayo, Prostatectomy *(Med. News, N.-Y.*, 1902, LXXX, 769-771).

— — Prostatectomy *(Saint-Paul M. J.*, 1902, IV, 252-256).

1895 Moullin, Suprapubic prostatectomy *(Med. Press.a Cir.*, Lond., 1895, n. s., LX, 494).

— — Suprapubic prostatectomy *(Brit. M. J.*, Lond., 1895, II, 1234).

1903 Moulonguet, Prostatectomie *(Gaz. méd. de Picardie*, Amiens, 1903, XXI, 53-56).

1900 Mynter (Prostatectomie) *in* Modern treatment of prostatic hypertrophy *(Buffalo M. J.*, 1900, XL, 16-23).

— — Remarks on the technique of prostatectomy, with report of a case *(Ann. Surg., Phil.*, 1900, XXXII, 552-556).

1901 Nicoli, Total extirpation of the prostate for radical cure of enlargement of that organ *(Brit. M. J.*, Lond., 1901, II, 501, 1 fig.).

1895 Nienhaus, Zür Frange der Prostatectomie *(Beitr. z. klin. Chir.*, Tübing., 1895, XIV, 418).

1899-1900 Parquion, *De la prostatectomie sus-pubienne*, Bordeaux, 1899-1900, 8°, n° 6, 57 pages.

1903 Pauchet, Prostatectomie périnéale *(Ass. fr. d'urol.*, session de 1903, Paris).

1902 Petit, *De la prostatectomie périnéale dans l'hypertrophie simple de la prostate : technique opératoire et résultats cliniques*, Paris, G. Steinheil, 1902, 8°, n° 296, 286 p., 8 fig., 17 graphiques.

1902 Peyzer (de), Instruments pour opérations sur la prostate *(Ass. fr. d'urol.*, session de 1902).

1903 Pinatelle, Excellent résultat fonctionnel d'une prostatectomie précoce *(Lyon méd.*, 3 janvier 1904, 25-28).

1903 Porosz, Die Prostatitis und ihre Behandlung (*Monatsb. f. Urol.*, Berl., 1903, VIII, 65-80, 2 fig.).

1891 Post, Prostatomy in a patient of fourty-two (*Boston M. A., S. J.*, 1891, CXXIV, 405).

1894 Pousson, Quelques considérations touchant la valeur de la prostatectomie partielle dans l'hypertrophie de la prostate (*Mém. et Bull. Soc. de méd. et de chir. de Bordeaux*, 1894-1895, 625-637).

1898 — Prostatectomie partielle comme opération complémentaire de la lithocystotomie sus-pubienne (*J. de méd. de Bordeaux*, 1898, n° 21, 241-244).

1902 — Cure radicale de l'hypertrophie de la prostate par la prostatectomie périnéale (*Gaz. hebd. des sc. méd. de Bordeaux*, 1902, 99-102, 110-112, XXIII).

1897 Prédal, *La prostatectomie contre les accidents du prostatismes, et en particulier contre la rétention* (th. de doct., Paris, 1897, 8°).

1901 Prioleau, Conduite à tenir dans les hématuries vésicales des prostatiques (*Ass. fr. pour l'avancement des sciences*, 1901, Montauban, C. R., 8°, Paris, 1902, 279).

1900 Proust et Gosset, De la prostatectomie périnéale (*Ann. des mal. des org. gén.-urin.*, Paris, 1900, I, 35-48, 3 fig.).

1900 Proust (Robert), *De la prostatectomie totale* (th. de doct., Paris, 1900, 8°, n° 213, 107 p., 10 fig., 2 pl.).

1901 — Le traitement de l'hypertrophie de la prostate par la prostatectomie périnéale (*Ass. fr. pour l'avancement des sciences*, 1901, Montauban, C. R., 8°, Paris, 1902, 281).

— — Conduite à tenir dans les hématuries vésicales des prostatiques (Discussion) (*Ass. fr. pour l'avancecement des sciences*, 1901, Montauban, C. R., 8°, Paris, 1902, 279).

1902 — Technique de l'incision prérectale appliquée à la chirurgie génitale chez l'homme (prostatectomie et spermatocystectomie) *(Pr. méd.*, Paris, 1902, II, 987-991, 11 fig. ; *Annales de la polyclinique de Bruxelles*, 1902, II, 217-236, 11 fig.).

1902 Proust (Robert), Prostatectomie périnéale sub-totale (hémisection et ouverture urétrale) (Rapport de M. A. Guinard) *(Bull. et mém. Soc. de chir. de Paris*, 1902, XXVIII, 925-929, 1 fig.).

— — Hypertrophie prostatique avec grande dilatation urétrale (prostatectomie) *(Bull. et mém. Soc. anat. de Paris*, 1902, 6 s., IV, 200).

— — La prostatectomie périnéale *(Ass. fr. d'urol.*, procès-verbal 1902, Paris, 1903, 8°, 359-362).

1903 — Instrumentation pour la prostatectomie *(Ass. fr. d'urol.*, procès-verbal 1902, Paris, 1903, 8°, 669-670).

— — *Manuel de la prostatectomie périnéale pour hypertrophie*, Paris, C. Naud, 1903, 8°, 191, 6 pl.

— — Prostatectomie transvésicale et prostatectomie périnéale *(Ass. fr. d'urol.*, session de 1903, Paris.)

1898 Pyle, Prostatectomy ; a claim of priority *(Med. Rec.*, N.-Y., 1898, IV, 863).

1889 — Prostatectomy *(Phil. M. J.*, 1899, III, 733-735).

1901 — A new operative method for exposing the seminal vesicles and prostate for extirpation. A. reply. *(J. Am. M. Ass.*, Chicago, 1901, XXXVII, 39-40, 399).

1902 Rae, Suprapubic prostatectomy *(N.-Y. M. J.*, LXXV, 890-898, 4 fig.).

1903 Rafin, Prostatectomie périnéale (Discussion) *(Lyon méd.*, 1903, C, 604-606).

— — Prostatectomie périnéale *(Ass. fr. d'urol.*, session de 1903, Paris).

1904 Rafin et Faÿsse, *Vingt-cinq cas de prostatectomie périnéale* (Communication à la Société nationale de médecine de Lyon, 22 février 1904).

1902 Reynés, Note sur trois cas de prostatectomie. Troubles

psychiques pos-opératoires. Indications et contre-indications de l'opération (*Ass. fr. d'urol.*, procès-verbal 1902, Paris, 1903, 8°, 380-387, 3 fig.).

1903 Reynes, Indications de la prostatectomie (*Ass. fr. d'urol.*, session de 1903, Paris).

1902 Ricketts, Surgery of prostate, pancréas and diaphragme (*Cincinn. Lancet Clinic.*, 1902, n. s., XLIX, 463-464, 487-489).

1901 Riey, *Hypertrophie de la prostate et prostatectomie*, Montpellier, Imp. Delord, Bœhn et Martial, 1901, 8°, n° 7, 107 p.

1903 Rivière, Résultats un peu éloignés de la prostatectomie périnéale (*Arch. prov. de chir.*, n° 10, octobre 1903).

1902 Roberts, Total extirpation of the prostate for radical cure of enlargement of that organ (*Brit. M. J.*, Lond., 1902, I, 769, 2 fig.).

1894 Robson, Suprapubic prostatectomy or Mc Gill's operation with report of a series of twelve cases (*Atti d. XI Cong. méd. internaz.*, 1894, Roma, 1895, IV, (Chirurg., etc.), 464-467).

1894 — Prostatectomie sus-pubienne (*Brit. M. J.*, 1894, juillet, 14).

— — Suprapubic prostatectomy or Mc Gill's operation, with report of a series of twelve cases (*Brit. M. J.*, Lond., 1894, II, 63-65 ; *Prov. M. J.*, Leicester, 1894, XIII, 453-456).

1897 — A cases of suprapubic prostatectomy with the subsequent history of the patient (*Brit. M. J.*, Lond., 1897, I, 456).

— — Ein Fall von Prostatectomia suprapubica, mit Ausgang in Heilung (*Monast. d. Krankh. d. Harn. u. sex. appar.*, Berl., 1897, II, 336-338).

1901 — Total extirpation of the prostate for radical cure of enlargement of that organ (*Brit. M. J.*, Lond., 1901, II, 500-501).

1902 Rochet, Six cas d'ablation par le périnée de la prostate hypertrophiée *(Gaz. hebd. de méd. et de chir.*, Paris, 1902, XLIX, 421-426).

1903 — *Résultats un peu anciens de la prostatectomie périnéale* (Société de chir. de Lyon, 30 avril 1903).

1889 Roffa, Prostatectomia ipogastrica *(Sperimentale*, Firenze, 1889, LXIV, 347-349).

1901 Routier, Sur la prostatectomie (Discussion) *(Bull. et mém. Soc. de chir. de Paris*, 1901, 30 octobre, XXVII, 976).

1902 — Prostatectomie périnéale subtotale (hémisection et ouverture urétrale) (Discussion) *(Bull. et mém. Soc. de chir. de Paris*, 1902, XXVII, 929-930).

1902 Rydygier, Résection de la prostate comme traitement habituel de l'hypertrophie de cet organe *(Przegl. lek.*, Krakow, 1902, XLI, 570-571).

1900 Sarda (Indications de la prostatectomie) *in* Sur le traitement de la tuberculose de la prostate *(Arch. prov. de chir.*, Paris, 1900, IX, 177-190).

1893 — Prostatectomia alta *(Fest. z. Feier., Fr. V. Esmarck*, Kiel und Leipz., 1893, 443-452).

1894 Scott, A case of suprapubic lithotomy and prostatectomy *(N.-Zeal. M. J.*, Dunedin, 1894, VII, 211-214).

1903 Sigurta, Quatre cas de prostatectomie périnéale *(Ass. fr. d'urol.*, procès-verbal 1902, Paris, 1903, 8°, 434-437).

1903 Sommers, The surgical aspects of prostatic hypertrophy *(West. M. Rev.*, Lincoln, Neb., 1903, VIII, 54-56).

1890 Southam, A case of prostatic retention of urine treated by suprapubic prostatectomy *(Brit. M. J.*, London, 1890, II, 507).

1891 Stewart, Two cases of prostatic hypertrophy and prostatectomy *(Albany M. Ann.*, 1891, XII, 207-210).

1893 — Report of nine cases of suprapubic cystotomy and two cases of prostatectomy *(Pittsb. M. Rev.*, 1893, VII, 134-137).

1894-1895 SUTCLIFFE, Report of a case of prostatectomy and excysted calculi, with remarks and chromo-litograph. *(Indian. M. J.*, Indianap., 1894-1895, XIII, 463, 1 pl.),

1899 SYMS, Prostatectomy *(Ann. Surg.*, Philad., 1899, XXIX, 313-319).

1901 — *Perineal prostatectomy*, Chicago, J.-B. Hamilton et Cie, 1901, 8°, 7 p., 2 fig.

1902 TAYLOR, Suprapubic prostatectomy *(Dublin J. M. Sc.*, 1902, 3 s., CXIV, 323-328).

1903 TESSON (René), A propos d'un cas de prostatectomie périnéale *(Anjou méd.*, Angers, 1903, X, 8-14).

1902 THOMBAUSEN, Zur Kanistik der Prostatahypertrophie *(Inaug. Dissert.*, München, 1902, mai, n° 46).

1902 THOMSON, On the removal of prostatic adenomata *(Brit. M. J.*, Lond., 1902, I, 1321-1322).

1900 THORNDIKE, Notes on prostatectomy *(Ann. M. Quart. N.-Y.*, 1900, I, 318-325).

1902 — Cases of prostatectomy, with remarks on the oeration *(Boston M. A. S. J.*, 1902, CXLVII, 233-236).

1890 TOBIN, Prostatectomy for senile prostatic enlargement *(Dublin M. J.*, 1890, I, 580).

1891 — Prostatectomy *(Tr. Roy. Acad. M. Ireland*, Dublin, 1891-1892, X, 124-135).

1892 TUFFIER, Prostatectomie par la voie sous-pubienne; guérison opératoire; résultat thérapeutique *(Bull. et mém. Soc. de chir. de Paris*, 1892, n. s., XVIII, 842-847).

1901 — Sur la prostatectomie *(Bull. et mém. Soc. de chir. de Paris*, 1901, 6 nov., XXVII, 992-994).

1903 — A propos de la prostatectomie (Discussion) *(Bull. et mém. Soc. de chir. de Paris*, 1903, XXIX, 278-281).

1893 VAN HOOK, Two prostatectomies ; coliotomy for tuebrculons salpingites (*Med. News*, Philad., 1893, LXIII, 598).

1900 VERHOOGEN, Prostatectomie périnéale pour hypertrophie de la prostate (*Ann. Soc. belge de chir.*, Bruxelles, 1900, VIII, 233-237).

1903 — La prostatectomie périnéale (*J. de chir.*, *et Ann. Soc. belge de chir.*, Bruxelles, 1903, III, 49-54).

1890 VIGNARD (Edmond), *De la prostatotomie et de la prostatectomie et en particulier de leurs indications* Paris, n° 132, 1890, 4°, 135 p.

1902 VILLAR, Prostatectomie périnéale (*Gaz. hebd. des sc. méd. de Bordeaux*, 1902, XXIII, 633).

1903 VILLARD (de Lyon), A propos de la prostatectomie périnéale (Discussion) (*Soc. de chir. de Lyon*, avril 1903).

1901 VIOLET, Nouvelle observation de prostatectomie trans-ano-rectale médiane (*Prov. méd.*, Lyon, 1901, XVI, 172-175).

1895 WALLACE, Total extirpation of the prostate for radical cure of enlargement of that organ (*Brit. M. J.*, Lond., 1901, II, 435).

1889 WATSON, Suprapubic prostatectomy (*Boston M. a. S. J.*, 1889, III, 137).

1898 — Prostatectomy by combined suprapubic and perineal méthods ; recovery with complete restoration of the bladder function (*Boston M. a. S. J.*, 1898, CXXXVIII, 423-425).

1895 WOOLSEY, Some consideration on prostatectomy (*Y. Cutan. a. genito-urin. Dis. N.-Y.*, 1895, XIII, 280, 313).

1903 ZUCKERKANDL, Hypertrophirte Prostata durch intracapsulare Enucleation total entfernt (*Wien. med. Blatter*, 1903, n° 7).

— — De l'extirpation totale dans l'hypertrophie de la prostate (*Wien. klin. Woch.*, 29 oct. 1903, n° 44, avec fig.).

TABLE DES MATIÈRES

Lyon. — Imprimerie A. REY, 4, rue Gentil. — 34510

www.ingramcontent.com/pod-product-compliance
Ingram Content Group UK Ltd.
Pitfield, Milton Keynes, MK11 3LW, UK
UKHW020131220726
13923UKWH00001B/102

9 782019 255114